Wound Infection

창상감염

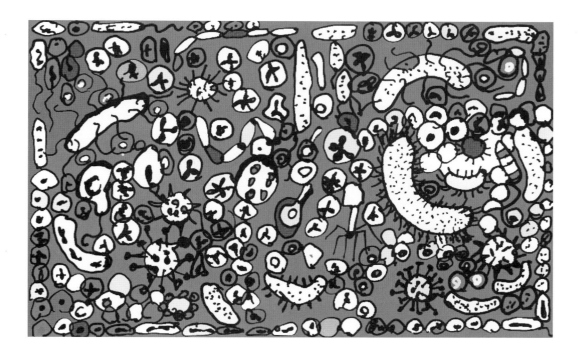

Wound Infection

창상감염

인 쇄	|	2019년 3월 15일
발 행	|	2019년 3월 28일
저 자	|	대한창상학회

발 행 인	장주연
출 판 기 획	한수인
디 자 인	신지원
일 러 스 트	유학영
표지일러스트	변재경
발 행 처	군자출판사(주)
	등록 제 4-139호(1991. 6. 24)
	본사 (10881) **파주출판단지** 경기도 파주시 회동길 338(서패동 474-1)
	전화 (031) 943-1888 팩스 (031) 955-9545
	홈페이지 | www.koonja.co.kr

ISBN   979-11-5955-426-1

정가: 60,000원

대한창상학회

Wound Infection

창상감염

군자출판사

■ **편찬위원장**

　한승규

■ **편찬위원**

　김명신　김민경　김현석　박경희　백규원　변재경　전영준

■ **집필진**

고영진
고려대학교 의과대학 임상조교수
고려대학교 구로병원 진단검사의학과

김명신
강남세브란스병원 간호국 파트장
대한창상학회 부회장 및 아카데미위원장

김민경
삼성서울병원 상처장루실금전문간호사(WOCN)
대한창상학회 홍보봉사위원장

김소영
인제대학교 의과대학 조교수
상계백병원 성형외과

김현석
단국대학교 의과대학 조교수
단국대학교병원 성형외과
대한창상학회 편집위원장

박경희
수원대학교 간호학과 교수
대한창상학회 자문위원

박정수
서울대학교 의과대학 교수
분당서울대학교병원 진단검사의학과
대한임상미생물학회 총무간사

박창식
울산대학교 의과대학 조교수
서울아산병원 성형외과
대한창상학회 아카데미위원장

백규원
삼성서울병원 간호본부 파트장
대한창상학회 교육위원장

변재경
성균관대학교 의과대학 교수
삼성서울병원 성형외과학

서현석
울산대학교 의과대학 조교수
서울아산병원 성형외과
대한창상학회 국제협력위원장

손지원
고려대학교 구로병원 성형외과 창상전담 간호사
대한창상학회 재무위원장 및 총무

송준영
고려대학교 의과대학 교수
고려대학교 구로병원 감염내과
대한감염학회 정책기획이사

원은애
강남세브란스병원 상처장루실금전문간호사(WOCN)
대한창상학회 교육위원 및 아카데미위원회간사

이영구
순천향대학교 의과대학 교수
순천향대학교 부천병원 정형외과
대한창상학회 학술위원장

이예나
고려대학교 간호대학 연구원
수원대학교 간호학과 객원교수
대한창상학회 정보통신위원장

이홍섭
을지대학교 의과대학 조교수
을지대학교 을지병원 족부정형외과
대한창상학회 학술위원회간사

장란숙
인제대학교 의과대학 조교수
일산백병원 성형외과

전영준
가톨릭대학교 의과대학 교수
가톨릭대학교 서울성모병원 성형외과
대한창상학회 부회장 및 보험이사

정재아
고려대학교 의과대학 임상조교수
고려대학교 안산병원 성형외과

차장규
순천향대학교 의과대학 교수
순천향대학교 부천병원 영상의학과

최영웅
인제대학교 의과대학 성형외과학교실 부교수
상계백병원 성형외과 책임교수

한승규
고려대학교 의과대학 교수
고려대학교 구로병원 성형외과
대한창상학회 회장

한현호
울산대학교 의과대학 조교수
서울아산병원 성형외과
대한창상학회 기획위원장

황지현
서울아산병원 상처장루실금전문간호사(WOCN)
대한창상학회 정보통신위원장

목차
—
Contents

머리말

창상감염은 창상치유에 있어 가장 흔하면서도 그 결과가 무서운 합병증이다. 감염까지는 가지 않았더라도 창상의 세균부하가 높아지면 창상치유가 저해된다. 창상에 세균이 침범하여 심각할 정도의 증식이 일어나면 정상세포가 창상치유 과정에서 필요로 하는 산소나 영양분들을 세균들이 사용하게 되어 정상세포들이 제 기능을 발휘하기 어렵고 결국은 생존하기도 힘들어진다. 뿐만 아니라 세균들이 분비하는 독소나 대사산물들이 정상세포와 조직을 파괴하여 창상치유가 지연된다.

감염의 진행으로 인하여 심할 경우 입원기간이 길어지고 전체적인 치료비용이 증가하게 되며 감염과 관련된 2차합병증이 발생할 확률도 높아진다. 하지의 경우에는 절단으로까지 이르는 경우도 흔하여 신체장해를 가져오기도 한다. 따라서 창상감염에 대한 정확한 이해는 창상을 다루는 의료인들이 성공적인 창상치유를 도모하기 위한 가장 중요하고 필수적인 요소라 할 수 있다. 이런 배경에서 이번에 대한창상학회 주관으로 '창상감염'이라는 정말 중요한 주제로 책자를 발간하게 된 점을 무척 기쁘게 생각한다.

창상의 경우 전문분야에 따라 관심영역이나 진료방침이 다를 수 있기 때문에 공통적인 내용을 담는 저서를 발간한다는 것 자체가 불가능한 작업일지도 모른다. 그렇지만 우리나라 창상치유분야의 발전을 위해 꼭 필요한 작업이기 때문에 어려운 가운데서도 저자들을 포함한 편찬위원회 위원들이 심사 숙고하여 본 저서를 발간하게 되었다. 훌륭한 저서가 되기 위해서는 독자들에게 유익한 정보가 많이 제공되어야 하고, 동시에 이 정보들의 객관성이 높아야 한다. 그러나 유익한 정보를 강조하다 보면 객관성이 떨어지게 되고, 객관성을 강조하면 제공되는 정보가 제한되게 마련이다. 따라서 유익한 정보의 제공과 이 정보들의 증거수준이 적절히 조화를 이루도록 아래와 같은 과정을 거쳐 원고내용을 정리하였다.

본 저서는 대한창상학회를 대표하여 성형외과, 정형외과, 감염내과, 진단검사의학과, 영상의학과, 창상전문간호사 등 총 20명으로 구성된 창상전문가들이 각 주제별로 원고초안을 작성하였고, 이 초안은 다시 저자들을 포함한 23명의 창상전문가로 구성된 본 저서의 편찬위원회에서 검토되었다. 검토 결과 미진한 부분들은 다시 각 장(chapter)의 저자별로 수정하였으며, 수정된 내용은 추가로 2회에 걸쳐 편찬위원회가 검토를 하여 최종원고를 작성하였다.

작성된 원고는 출판사 편집 후 각 장(chapter) 저자들의 검토 및 최종적인 7인 편찬위원들의 확인작업을 거쳤다. 따라서 최소 5회 이상의 검증을 거친 내용들로 본 저서의 원고를 작성하였다.

본 저서의 특징에 대해 몇 가지 언급하고자 한다. 첫째, 본 저서는 창상전문가가 아닌 일반 의료진들도 쉽게 이해할 수 있도록 저술되었다. 창상은 성형외과의사나 창상전문간호사뿐만 아니라 여러 분야의 선생님들이 일차적인 진료를 담당하고 있기 때문에 창상을 전공하지 않는 선생님들도 쉽게 이해할 수 있도록 노력하였다.

둘째, 저서의 내용에 있어서도 기초연구와 관련된 학문적인 내용보다는 임상에서 우리나라 창상환자들을 진료하는 데 도움이 되는 실제적인 내용들을 중심으로 구성하였다. 즉, 창상과 관련하여 기존에 발간된 여러 문헌들의 내용 중 임상과 관련된 부분들을 바탕으로 저자들의 임상경험을 정리하여 저술하였다.

셋째, 용어의 선택에 있어서 의료진들에게 가장 익숙한 용어를 사용하여 이해가 쉽도록 하였다. 가능한 한 우리말 표현을 사용하였으나 억지로 우리말 표현으로 기술했을 때 오히려 의미의 전달이 어렵고 혼동될 수 있는 경우에는 의료진들이 흔히 사용하는 원어 그대로 기술하였다. 또한 저서 전체에 있어 용어가 통일될 수 있도록 노력하였으나 저자가 여러 명이다 보니 용어의 선택에 있어 일관성이 결여될 가능성이 있다. 이 점 독자들의 이해를 구한다.

넷째, 실제 환자들의 증례사진을 많이 게재하여 이해가 쉽도록 하였다. 많은 창상관련 문헌들이 실험실 데이터에 기초하여 기술되기 때문에 지루하고 이해가 쉽지 않은 것이 사실이다. 본 저서는 실제 환자들의 사진을 기초로 하여 내용이 설명되도록 노력하였다.

끝으로 본 저서의 발간을 위해 노고를 아끼지 않으신 23분의 저자 및 편찬위원들께 대한 창상학회를 대표하여 깊은 감사의 말씀을 드리며, 본 저서가 창상전문가뿐만 아니라 이와 관련된 타 분야 의료인, 의료정책과 관련된 정부 및 민간기관 종사자들, 환자 및 가족 등 창상에 관심 있는 모든 분들에게 의미 있는 도움이 되길 기대한다.

2019. 3. 28
편찬위원장 한 승 규

창상감염

Wound Infection

Part I

Overview

Definitions in Wound Infection

최영웅, 김소영

실제 임상에서 대개의 창상은 미생물에 오염된 상태이지만 그럼에도 불구하고 정상적인 창상치유 과정을 거치는 것이 일반적이다. 하지만, 특정 창상에서는 오염을 넘어서 감염이 발생하기도 한다. 창상감염은 창상의 흔한 합병증의 하나로 치료기간 및 비용의 증가로 경제적인 손실을 유발할 수 있을 뿐만 아니라 환자의 삶의 질에도 부정적인 영향을 줄 수 있다. 따라서 창상을 관리하는 의료진들은 창상감염이 무엇인지를 잘 알아야 하며 창상감염의 증상과 징후를 조기발견하여 적절한 치료가 이뤄질 수 있게 하여야 한다.

1. 창상감염(wound infection)의 정의

창상감염은 숙주(host)에게 국소 혹은 전신 반응을 일으킬 정도로 창상에 미생물(microorganism)이 침투하여 증식한 것으로 이러한 미생물의 침투와 증식은 국소 조직손상(damage) 및 창상치유 과정의 지연과 저해를 유발한다. 즉 창상감염은 미생물에 의해 정상적인 창상치유 과정에 문제가 온 것으로 볼 수 있다. 따라서 창상감염의 치료원칙은 감염에 대한 숙주(host)의 방어체계를 복구하면서 동시에 침투한 미생물을 제거하는 것이라 할 수 있다.

2. 감염 관련 각종 용어의 정의

■ 염증(inflammation)

창상감염은 염증(inflammation) 반응과 크게 관련이 있다. 물론 염증소견이 있다고 해서 반드시 감염을 의미하는 것은 아니지만 염증소견은 창상감염과 많은 부분에서 그 증상과 징후를 공유한다. 염증은 병원균(pathogen)의 침투, 세포손상 등의 유해한 외부 자극에 대해 체내에서 자연스럽게 발생하는 보호반응(protective response)으로 창상치유 과정 중의 염증기(inflammatory phase)는 대개 창상치유의 초기 3일 이내에 일어난다. 염증은 체내 혈관과 면역세포 그리고 분자 매개물질들의 작용을 통해 괴사물질 및 세포손상의 초기원인을 제거하면서 조직회복을 시작하는 기능을 한다.

■ 급성창상(acute wound) 및 만성창상(chronic wound)

급성창상은 주로 수술이나 외상으로 인해 발생한 교상, 화상, 절상, 찰과상, 좌상, 총상 등의 창상으로 시간의 경과에 따라 정상적인 치유과정(healing process)을 거친다. 그에 비해 만성창상은 내적 혹은 외적 요인에 의해 창상의 치유과정이 정상적으로 진행되지 못하거나, 치유과정이 진행되더라도 매우 느리게 지연 혹은 손상되어 적절한 해부학적 구조와 기능의 수복을 달성하지 못하는 창상을 말한다.

창상의 치유과정이 얼마나 지연되어야 만성창상이라고 할 수 있는지에 대해서는 고전적으로 3개월 이상에서부터 최근에는 2주 이상으로까지 단축되어 논의되고 있으며, 본 저자들은 일반적으로 3주 이상이 지나도 치유되지 못한 창상을 만성창상으로 생각한다.

■ Biofilm

다양한 유전발현(phenotype)을 가진 구조화된 미생물의 집합체로 만성감염과 같은 특이적인 감염을 일으킨다. 특징적인 구조로 숙주의 면역체계로부터 공격을 받지 않고 항생제(antibiotics)나 살균제(biocides)에 대해 강한 내성을 가지는 특징을 가지고 있다.

■ 멸균(sterilization)

포자와 바이러스를 포함한 모든 종류의 미생물을 다시 살아날 가능성이 없도록 완전히 죽이거나 제거하는 과정이다.

■ 저온살균(pasteurization)

65~100 ℃의 뜨거운 물이나 증기로 비포자형성 미생물을 죽이는 과정이다.

■ 항균(antimicrobial)

미생물을 직접 죽이거나 새로운 군집형성을 억제하는 방식으로 작용하는 것으로 이러한 항균물질에는 소독제(disinfectants or antiseptics)와 항생제(antibiotics)가 포함된다.

■ Disinfectants

미생물 증식을 억제하거나 살균시킬 수 있는 화학물질로 무생물(inanimate object) 및 주변 환경의 표면에 적용할 수 있으나 생체에의 사용은 적합하지 않은 소독제를 말한다. Antiseptics와 함께 표적세포의 여러 단계에서 항균작용을 하여 내성에 대한 위험이 낮고 광범위한 항생작용을 한다.

■ Antiseptics

세균, 바이러스, 진균 등의 미생물에 대해 살균, 제거 혹은 희석을 통하여 감염 가능성이 있는 미생물의 수를 감소시킴으로써 감염을 예방하는 소독제이다. 숙주세포(host cell)에 대한 독성이 낮아서 피부, 점막, 창상 등 인체를 비롯한 생체조직에 직접적으로 사용과 적용이 가능한 물질이며, 농도 및 사용방법에 따라서는 정상 창상치유 과정에서 중요한 역할을 하는 세포에 대해 세포독성

(cytotoxicity)을 일으킬 수도 있으므로 사용에 주의해야 한다.

■ **항생제(antibiotics)**

세균의 증식을 방해하거나 파괴하는 역할을 하는 자연 혹은 합성 물질이다. 항생제는 세균세포내에 특이적으로 작용하기 때문에 인간세포에 대해서는 영향이 없어 독성이 적다. 전신적으로 혹은 국소적으로 사용할 수 있다.

■ **소독(antisepsis)**

살아 있는 조직에서 미생물에 의한 오염을 제거하는 것이다.

■ **세균(bacteria)**

진핵단세포생물(prokaryotic unicellular organism)로 양성의 비병원성균과 침투적인 병원균이 모두 포함된다. 대부분 세포벽과 세포막을 가지고 있으며 이는 많은 항균제의 표적이 된다.

■ **Bioburden**

멸균 처리되지 않은 창상을 포함한 생물이나 사물의 표면에 존재하여 살아있는 세균, 바이러스, 진균 등 미생물의 양 및 정도이다.

■ **발병력, 독력(virulence)**

미생물의 병원성의 정도를 뜻하는 것으로 치사율이나 숙주조직에의 침습능으로 나타낸다. 넓은 의미에서는 병인적 효과를 초래하는 모든 감염인자의 능력을 뜻한다.

■ **병원성(pathogenicity)**

임상적으로 질병을 일으키는 생물체의 능력을 뜻한다.

■ **연조직염(cellulitis)**

세균과 세균의 부산물이 주변조직에 침투하여 피부 및 지방조직에 넓게 급성 염증 및 감염을 일으키는 상태이다.

■ **Debridement**

창상으로부터 죽은 조직이나 이물질뿐만 아니라 세균 및 삼출물을 제거하는 것으로 정상 치유과정으로 진입하도록 돕는 필수적인 과정이다. 방법에 따라 autolysis debridement, chemical debridement, biologic debridement, mechanical debridement, enzymatic debridement, sharp and surgical debridement 등이 있다.

■ **가피(eschar)**

두껍고 응고된 껍질 혹은 부식물질이나 화상, 괴저(gangrene)에 의해 발생한 괴사조직을 말한다.

■ **육아조직(granulation tissue)**

개방창상이 치유되는 과정에서 표면에 신생혈관, 연조직, 섬유모세포 및 염증 세포가 채워지면서 생기는 조직으로 건강한 육아조직은 단단하고 붉고 촉촉하다.

■ **Slough**

창상 표면에 발생하는 부드럽고 습윤한 비혈관성(avascular)의 괴사조직 및 fibrin, collagen 그리고 백혈구와 세균 등으로 구성된 염증의 부산물이다. 색깔이나 두께는 조직의 수화된 정도 등에 따라 다르다.

■ **창상감염의 연속체(wound infection continuum)**

주요한 미생물이 창상에 단순히 존재만 하는 오염(contamination)에서부터 이것이 국소감염을 일으키고 더 나아가 전신적인(systemic) 감염에까지 이르게 하는 일련의 과정에 대한 개념이다. 최근에는 창상감염이 세균뿐만 아니라 바이러스나 진균을 포함하는 미생물과 관련이 있으며 이들 미생물의 독력(virulence), 그리고 그 숫자가 창상감염을 유발하는 주요한 요인이 된다고 보고 있다. 물론 아직 확립 단계에는 이르지 못했지만 각 단계의 특징은 치료와 밀접한 관계를 가지고 있다. 창상감염 연속체의 각 단계에서는 미생물의 virulence 및 숫자의 꾸준한 증가와 함께 숙주 내에서 그들이 일으키는 반응이 함께 제시되고 있다.

▪ 오염(contamination)

창상 표면에 미생물이 존재하고 있지만 증식하지 않으며 숙주(host)에 임상 적인 반응을 일으키지 않는 상태를 말한다. 본래 모든 개방창상은 창상이 발생 한 시점부터 미생물에 오염되며, 숙주 방어기전이 제대로 작용하는 한 포식작용 (phagocytosis)이라고 불리는 과정에 의해 미생물들은 제거된다.

▪ 집락화(colonization)

창상 표면에 존재하는 미생물들이 제한적으로 증식하지만 숙주반응을 일으 키거나 창상치유 과정을 방해하지 않는 상태를 말한다. 대개 체내 정상상재균 (natural flora)이나 외부 환경의 외인적 노출로 인한 것이다.

▪ Spreading infection

감염성을 가지는 미생물들이 창상 주변 정상조직으로 침투하여 창상 범위를 넘어 증식되는 과정으로 깊은 연조직, 근육, 근막 또는 신체장기까지도 침범될 수 있다.

▪ 전신감염(systemic infection)

창상감염을 일으킨 미생물이 혈관이나 림프계를 통해 퍼져 전신적으로 영향을 미치는 상태로, 이 단계에서는 전신염증반응(systemic inflammatory response), 패혈증(sepsis) 그리고 장기부전(organ failure) 등이 나타난다.

■ **액화괴사(liquefaction necrosis)**

조직이 고름 혹은 화농삼출물이 있는 액화된 상태로 변하는 괴사의 종류로 창상감염에서 주로 발생한다. 염증반응에서 hydrolytic enzymes는 침입한 미생물과 debris뿐 아니라 주변의 정상조직에도 손상을 입혀 이러한 액화괴사를 유발할 수 있다.

■ **C-reactive protein (CRP)**

감염이나 염증의 시작 후 수 시간 내 cytokine (interleukin-1, interleukin-6)에 대한 반응으로, 간에서 만들어지고 혈류로 분비되는 물질인 급성기 반응물질이다.

■ **골수염(osteomyelitis)**

감염원에 의해 야기된 뼈의 염증으로 뼈의 한 부분 또는 골수, 피질골, 골막, 주변 연부조직 등 여러 부분을 침범할 수 있다. 감염은 보통 하나의 세균에 의해 발생하지만 당뇨발과 같은 경우에서는 여러 종류 세균의 복합감염에 의한 골수염이 흔하다.

■ **당뇨발(diabetic foot)**

당뇨 환자에서 감각의 저하나 하지 혈류의 저하로 인해 조직의 손상, 감염이 발생하는 것이다. 당뇨발의 감염이란 당뇨 환자에서 미생물의 침입과 증식으로 조직이 파괴되고, 이에 대응하는 염증반응이 발생하는 병리학적 상태를 말한다.

References

1. Ashiru-Oredope D, Cookson B, Fry C, et al. Developing the first national antimicrobial prescribing and stewardship competences. J Antimicrob Chemother 2014;69(11):2886-8.

2. Collier M. Recognition and management of wound infections. World Wide Wounds 2004.

3. Cooper RA. Understanding wound infection. In: Cutting K, Gilchrist B, Gottrup F, eds. Identifying criteria for wound infection. European Wound Management Association (EWMA) Position Document. London: MEP Ltd. 2005.

4. Eberlein T, Assadian O. Clinical use of polihexanide on acute and chronic wounds for antisepsis and decontamination. Skin Pharmacol Physiol 2010;23 Suppl 1:45-51.

5. Leaper DJ, Schultz G, Carville K, et al. Extending the TIME concept: what have we learned in the past 10 years? Int Wound J 2012;9 Suppl 2:1-19.

6. Schultz GS, Sibbald RG, Falanga V, et al. Wound bed preparation: a systematic approach to wound management. Wound Repair Regen 2003;11 Supp 1:S1-28.

7. Siddiqui AR, Bernstein JM. Chronic wound infection: Facts and controversies. Clin Dermatol 2010;28(5):519-26.

8. World Union of Wound Healing Societies (WUWHS). Principles of best practice: Wound infection in clinical practice. An international consensus. London: MEP Ltd. 2008.

Pathophysiology: Wound Healing and Infection

한현호

다양한 원인으로 인하여 창상이 발생하면 열려 있는 창상을 통해 균이 외부에서 체내로 침투하게 된다. 이에 대해 우리 신체가 면역반응을 통해 방어기전을 가동하면서 정상적인 창상치유(wound healing) 과정을 진행한다. 하지만 신체가 감당하기 어려울 정도의 많은 균이 체내로 침투하거나 우리 신체의 면역기능이 제대로 역할을 하지 못하는 상태라면 정상적인 창상치유가 진행되지 못한다. 이러한 상태에서는 균이 신체 내부에서 효과적으로 제거되지 못하고 스스로 증식하게 되며 비정상적인 염증반응이 지속된다. 이러한 상태를 감염(infection)이라고 한다. 이 장에서는 정상적인 창상치유 과정과 감염창상에서의 병리기전이 어떤 차이점이 있는지 살펴보고자 한다.

1. 정상 창상치유 과정(normal wound healing process)

창상치유는 지혈(hemostasis), 염증(inflammation), 증식(proliferation), 재형성(remodeling)의 과정을 통해서 일어난다. 각 과정을 살펴보면 아래와 같다.

1) 지혈(hemostasis)

지혈은 창상치유의 최초 과정으로 혈소판에 의해 시작된 혈액응고작용(blood

coagulation system)에 따라 진행된다. 혈액응고작용은 내인성 기전(intrinsic pathway)과 외인성 기전(extrinsic pathway)으로 나눌 수 있는데, 내인성 기전에는 plasma factor VIII, IX, XI이 관여하고, 외인성 기전에는 tissue factor와 plasma factor VII이 관여한다. 내인성 및 외인성 기전에 의해 활성화된 factor V, X가 prothrombin을 thrombin으로 활성화시킨다. 이 thrombin은 serine protease로 액체상태의 fibrinogen을 고체상태의 fibrin clot으로 변성시켜 지혈작용을 완성한다.

혈소판은 창상치유에 관여하는 중요한 cytokine을 분비하여 창상치유의 두 번째 과정인 염증(inflammation) 과정을 시작한다. RANTES (regulated on activation, normal T cell expressed, and secreted or chemokine ligand; CCL-5), transforming growth factor-β (TGF-β), platelet-derived growth factor (PDGF), vascular endothelial growth factor (VEGF), CCL2, CCL3, TGF-α 등을 분비하여 중성구(neutrophil), 대식세포(macrophage)를 창상으로 불러들이고 섬유모세포 (fibroblast)와 mesenchymal cell을 활성화시키는 데에도 관여한다(그림 2-1).

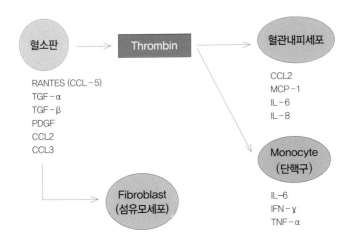

그림 2-1
혈소판과 thrombin에 의해 창상치유에 필요한 다양한 cytokine이 분비된다.

혈소판에서 분비되어 지혈 과정에 중요한 역할을 하고 있는 thrombin도 주변 세포를 자극하여 염증 과정에 직·간접적으로 기여한다. 혈관내피세포가 chemokine ligand 2 (CCL2)와 monocyte chemoattractant protein-1 (MCP-1), interleukin-6 (IL-6), IL-8과 같은 pro-inflammatory chemokine을 분비하도록 유도하고 직접 단핵구(monocyte)를 자극하여 IL-6, interferon-γ (IFN-γ), IL-1β, tumor necrosis factor-α (TNF-α) 등을 분비하도록 유도한다. 단핵구는 염증단계에서 대식세포, 조직구(histiocyte), 랑게르한스세포(Langerhans cell), 수상세포(dendritic cell)로 분화한다.

2) 염증(inflammation)

본격적으로 체내의 방어시스템을 가동하여 외부에서 들어온 적을 퇴치하는 과정이다. 균이 창상으로 들어오면 활성화된 중성구와 단핵구에서 분화된 대식세포에 의해 포식작용(phagocytosis)이 진행되고, 이후 apoptosis가 진행된 중성구를 또 다른 대식세포가 제거한다. 이 과정은 병원체(pathogen)가 완전히 제거될 때까지 계속된다.

이 염증과정은 정상적인 창상치유의 과정 중 하나이지만, 많은 사람들이 감염(infection)과 구분하지 않고 용어를 혼동하여 사용하는 경우가 많다. 균의 숫자가 숙주가 방어할 수 있는 한계범위를 넘어 염증반응이 비정상적으로 과하게 지속되는 상태를 감염이라고 한다.

(1) 중성구(neutrophil)

중성구는 창상조직에서 염증을 개시하는 첫 번째 면역세포로 균의 포식작용에서부터 죽은 조직의 debris 청소까지 다양한 역할을 수행한다. 전반적인 염증과정에 관여하며 대식세포를 포함한 창상치유 과정에 관여하는 내재면역반응(innate immune response)을 조절한다.

창상이 발생하면 창상 주변으로 중성구가 이동하여 혈관벽에 부착한 뒤 이를 통과하여 창상부위로 이동한다. 세균이 가지고 있는 lipopolysaccharide, flagellin

은 중성구가 혈관에서 창상으로 이동하는 것을 촉진하며, 혈관벽에 부착하는 데는 integrin, P-selectin, E-selectin과 같은 부착분자(adhesion molecule)가 관여한다.

중성구가 균을 공격하고 조절하는 것은 두 가지 기전을 통해 이루어진다(그림 2-2). 첫 번째는 항균물질(antimicrobial substance)을 분비하는 것이고, 두 번째는 neutrophil extracellular traps (NETs)를 형성하여 포식작용을 하는 것이다. 항균물질에는 reactive oxygen species (ROS), antimicrobial peptides, antimicrobial protease가 있는데, 조직을 녹여 없애는 역할을 하기 때문에 주변 정상조직을 파괴하기도 한다. Antimicrobial protease 중 matrix metalloproteases (MMPs)가 잘 알려져 있으며, MMPs와 길항작용을 하여 이를 조절하는 것을 tissue inhibitors of MMPs (TIMPs)라고 하는데, MMPs와 TIMPs의 균형이 깨질 경우 과하게 protease가 활성화되어 조직의 손상이 계속될 수 있다.

중성구 역시 IL-17, VEGF 등을 분비하여 추가적으로 염증세포를 창상으로 불러들이면서도 섬유모세포, 각질형성세포(keratinocyte) 등의 증식에 관여하여 증식과정(proliferation phase)을 준비한다.

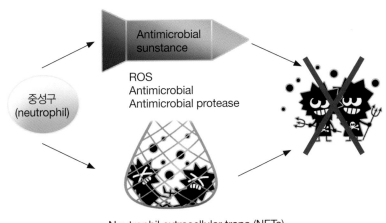

그림 2-2

중성구는 antimicrobial substance를 분비하거나 NETs를 형성해서 균을 공격한다.

(2) 대식세포(macrophage)

대식세포는 창상치유 과정에서 가장 중요한 역할을 하는 면역세포이다. 중성구의 apoptosis 과정에서 분비된 cytokine이 창상에 있는 단핵구를 대식세포로 변화시킨다. 대식세포는 창상치유 과정에서 두 가지 형태로 존재하는데, 두 형태의 대식세포가 정상적으로 기능하여야 창상치유를 성공적으로 마칠 수 있다.

대식세포는 M1(1형)과 M2(2형)로 나뉘며(표 2-1), M1은 염증과정의 초기단계에서 주된 역할을 하는 pro-inflammatory macrophage로 죽은 세포의 debris, 손상된 조직, 미생물(microbe), 그리고 apoptosis를 거친 중성구에 대한 포식작용를 수행한다. 또한 IL-2, fibroblast growth factor-2 (FGF-2), PDGF 등을 분비하여 또 다른 면역세포를 창상으로 불러들이고 각질형성세포, 섬유모세포 등의 증식을 돕는다. M2는 anti-inflammatory macrophage로 TGF-β와 같은 anti-inflammatory cytokine을 분비하여 세포외기질(extracellular matrix)의 합성과 창상구축(wound contraction)을 도우며, VEGF 역시 분비하여 혈관신생(angiogenesis)을 유도한다. 이 모든 과정들은 창상치유의 증식단계 과정과 연관된다. 따라서 M1에서 M2로 변화하는 과정은 창상치유의 염증단계 과정이 종료되고 증식단계로 넘어가는 중요한 과정이다. M1이 M2로 변화하는 데는 IL-4, IL-13등의 cytokine이 관여한다. 만성창상(chronic wound)에서는 M1에서 M2로 넘어가는 과정이 정상적으로 진행되지 못한다.

표 2-1. 대식세포의 두 가지 형태

	M1	M2
명칭	Pro-inflammatory macrophage	Anti-inflammatory macrophage
주된 역할	포식작용	조직합성(세포외기질, 혈관신생, 창상구축)
창상치유 단계	염증단계	증식단계
주된 분비물질	IL-2, FGF-2, PDGF	TGF-β, VEGF, PDGF, FGF-2

(3) 균 인지(recognition of microbe)

우리 몸의 면역세포들이 외부에서 침투한 균에 대항하여 면역반응을 개시하기 위해서는 면역세포들이 이 병원균을 인지하는 과정이 필요하다. 이러한 세균 탐지 과정은 이에 관여하는 면역세포의 수용체인 pattern recognition receptors (PRRs)에 의해 진행된다. 주로 대식세포나 수상세포에 의해 PRRs가 발현되고 이 세포들이 외부 균의 침입을 인지하여 다른 면역세포들에게 이를 알리는 역할을 한다. PRRs는 크게 다음과 같은 네 가지의 형태로 나누어진다.

- Toll-like receptors (TLRs)
- Nucleotide-binding oligomerization domain-like receptors (NLRs)
- C-type lectin receptors (CLRs)
- RIG-1 like receptors (RLRs)

이 네 가지 형태의 수용체는 균을 인지하기 위해 서로 상호작용을 한다. 균에 의해 표현되는 특정 모양을 pathogen-or microbe-associated molecular patterns (PAMPs or MAMPs)라고 하며, bacterial flagellin 등의 protein, viral RNA 등의 nucleic acids, 그리고 lipopolysaccharide (LPS)를 비롯한 glycans 등에 의해 표현되는 이러한 특정 모양을 PRRs가 탐지하는 것 역시 염증 과정의 시작이 된다.

3) 증식(proliferation)

창상이 발생하고 정상적인 치유과정이 진행된다면 창상 발생 이틀째부터 증식 단계가 시작되며 약 3주 동안 지속된다. 새로운 혈관과 세포외기질이 만들어지고 표면에서는 상피화를 유도하는 과정이 진행된다. Anti-inflammatory macrophage (M2), regulatory T cells, type 2 T helper cell, 섬유모세포, 근섬유모세포 (myofibroblast) 등이 이에 관여한다.

Anti-inflammatory macrophage (M2)가 증식 과정에서 중요한 역할을 하는데 TGF-β, PDGF, FGF-2, insulin-like growth factor-1 (IGF-1), VEGF 등을 분비 하여 세포외기질을 축적하고 혈관신생을 유도한다. 특히 TGF-β는 근섬유모세포 에 직접적으로 작용하여 세포외기질 합성에 관여한다. T lymphocyte는 TGF-β1, IL-4,5,13,21 등을 분비하여 아교질생성(fibrinogenesi)을 유도하고 M2 대식세포 를 자극하여 다른 염증단계 활성세포를 억제한다. IL-4, TGF-β는 특히 콜라겐 (collagen) 합성을 유도하는 강력한 인자이다.

4) 재형성(remodeling)

재형성단계에서는 세포의 증식이나 물질의 합성은 활발하지 않지만 이미 만 들어진 내부 구성요소를 다듬고 그 비율을 조정하게 된다. 세포외기질의 구성이 정상조직의 구성으로 바뀌고 흉터의 성숙이 이루어지는데 이 과정은 수년간 지속 될 수 있다. 새로 형성되었던 모세혈관이 사라지고 혈관의 밀도가 정상 수준으로 돌아온다. 때로는 흉터의 구축이 발생할 수도 있는데 근섬유모세포가 이에 관여 한다.

2. 창상감염에서의 병리기전

창상의 감염상태는 세균 등의 미생물이 창상을 통해 숙주(host)에 침투하여 숙주의 방어한계를 뛰어넘어 증식하는 상태라고 볼 수 있다. 균의 활동 및 증식 능력이 숙주의 방어능력을 상회하는 상태이며 균을 처리하기 위해 염증단계가 과하게 지속되면서 이로 인해 조직손상이 발생하게 된다. 만성창상은 대부분 biofilm을 형성한 박테리아 군락에 의한 감염이 문제가 되어 치유가 되지 않는 경우가 많다. Biofilm에 대해서는 chapter 14에서 더 자세히 다루기로 한다.

1) 미생물 부하(microbial load), virulence 및 숙주저항성(host resistance)

(1) 미생물 부하와 virulence

세균의 숫자를 기준으로 10^5 colony-forming unit (CFU)/g 이상일 때 감염이라고 정의하기도 하지만 균의 숫자가 절대적인 감염의 판정기준은 아니다. 임상양상을 고려하는 것이 제일 중요하며 균주의 특성과 숙주의 면역상태에 따라 달라질 수 있다. 예를 들면, β-hemolytic *streptococci*는 $10^2 \sim 10^3$ CFU/g 만으로도 감염을 유발할 수 있다. 또한 균의 숫자가 적더라도 숙주의 면역력이 떨어진 상태라면 감염이 발생할 수 있다. 따라서 감염은 균주의 요인과 숙주의 방어능력의 정도에 따라 결정되며, 균주의 요인에는 균주의 숫자(미생물 부하 microbial load, bioburden)와 virulence 이 두 가지가 관여한다(그림 2-3).

$$\text{Infection} = \frac{\text{Microbial load} \times \text{Virulence}}{\text{Host resistance}}$$

그림 2-3 감염의 요인
균주의 숫자 및 virulence와 숙주의 방어능력 간의 균형에서 균주의 요인이 더 강할 경우 감염이 발생하게 된다.

(2) 숙주 요소(host factor)

나이, 스트레스, 당뇨, 약제(steroid, chemotherapeutic drug), 비만, 알코올, 흡연, 영양상태 등 숙주의 다양한 요소가 창상치유를 방해하고 감염을 유발할 수 있다.

- 나이: 고령이 되면 창상으로의 면역세포 이동이 지연되고 이로 인해 chemokine의 분비와 대식세포의 포식작용이 감소한다. 또한 재상피화, 콜라겐 합성 등도 감소한다.

- 스트레스: 스트레스 상태는 숙주의 당질코르티코이드(glucocorticoid)를 증가시켜 pro-inflammatory cytokine인 IL-6, IL-1β, TNF-α의 감소를 가져오고 창상치유를 지연시킨다.

- 당뇨: 저산소증, 고농도의 혈당으로 인해 발생한 advanced glycation end-products (AGEs), ROS에 의한 면역세포 기능저하, 신경병증 등에 의한 기전으로 만성창상 및 감염이 발생한다. 자세한 것은 Chapter 16에서 다루기로 한다.

- 약제: 당질코르티코이드는 항염증 효과로 몸의 면역반응을 억제하기 때문에 약효가 장기간 몸에 작용한 경우 균이 침투하기 쉬운 상황이 된다. 항암제는 세포대사 (cellular metabolism), 세포분열(cell division), 혈관신생(angiogenesis) 등 세포와 관련된 모든 작용을 억제하므로 창상치유는 지연되고 균이 침투하기 쉬워진다.

- 비만: 기전은 명확하지 않지만 조직말단이 관류저하(hypoperfusion)나 허혈 (ischemia) 상태에 빠질 확률이 높으며 압력(pressure) 손상에도 취약해 만성창상이 발생할 위험이 높다.

- 알코올: pro-inflammatory cytokine을 억제하여 염증 과정을 지연시키고 혈관신생을 억제하며 콜라겐 합성을 지연시킨다.

- 흡연: 니코틴 성분이 혈관을 수축시켜 저산소증(hypoxia)를 유발한다. 또한 담배에서 발생한 일산화탄소(CO)가 저산소증을 악화시키고 마찬가지로 담배에서 발생한 사이안화수소(hydrogen cyanide) 역시 oxygen metabolism을 방해한다.

- 영양: 탄수화물은 cellular ATP를 생성하는 연료로 사용되고, 단백질은 다양한 단계에서 효소를 형성하거나 다른 과정의 원료로 사용되기 때문에 창상치유의 핵심이 되는 요소들이다. 이들이 부족하면 창상치유에 문제가 되고 감염에 취약해진다. 지방 중 불포화지방산은 몸의 전신면역기능을 증대시키고 Vitamin C, A, E, 마그네슘, 아연, 철

등도 창상치유를 위해서 꼭 필요한 영양소들이다.

2) 감염상태에서의 면역기능

창상감염 시에는 pro-inflammatory signal과 anti-inflammatory signal의 균형이 깨진 상태가 된다(표 2-2 & 그림 2-4).

표 2-2. Wound healing과 Wound infection에서 immune response에 대한 비교

Components	Wound healing	Wound infection
염증반응	통제 하에 진행	통제 불능 상태로 지속
중성구	염증반응 초기에 주로 활성, 통제된 phagocytosis & NETs	지속적으로 활동, 통제되지 않는 phagocytosis & NETs
대식세포	Pro-inflammatory phenotype (M1)에서 anti-inflammatory phenotype (M2)로의 변화 원활	M1에서 M2의 phenotype 변경에 문제, M1이 주로 활성
Inflammatory cytokines	Controlled low level	High level
Anti-inflammatory cytokine	Controlled high level	Low level
MMPs	Low level	High level
TIMPs	Normal level	Low level

중성구는 고착상태에 있거나 계속 증식하는 균 군락집단을 없애기 위해 항균기전을 가동해 ROS와 protease를 과하게 생산하여 주변 세포외 기질과 세포막의 손상을 가져오고 섬유모세포에는 세포의 이른 노화를 유발하여 기능하지 못하게 한다. Protease와 균형을 맞추어 이를 조절해야 하는 protease inhibitor도 비활성화 된다. 과하게 활성화된 protease는 창상치유에 필요한 다양한 growth factor들을 없애 버린다. 과하게 활성화된 NETs 역시 창상치유를 방해한다. 조절되지 않는 중성구의 과도한 apoptosis가 지속되는데 이 또한 pro-inflammatory cytokine을 분비하여 염증반응을 지속시킨다.

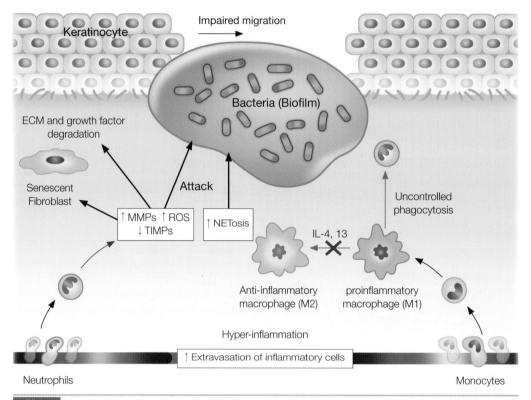

그림 2-4

감염상태에서는 염증단계가 지속된다. 중성구가 세균을 퇴치하기 위한 항균작용을 하지만 이것이 세균을 효율적으로 제거하지 못하고 지속되면 주변 정상조직이 파괴되고, 섬유모세포의 노화를 촉진하여 기능을 상실하게 한다. 대식세포는 M1 형태에서 M2 형태로 변화가 이루어지지 못하면서 포식작용을 지속하고 ROS 등을 분비하여 주변조직을 파괴한다.

대식세포는 M1에서 M2 형태로 변화하는 과정에 문제가 생겨 M1상태가 지속된다. 증식단계 과정에 중요한 cytokine인 TGF−β, VEGF의 생산은 주로 M2가 담당하는데 M1에서 M2로 넘어가지 못하기 때문에 이의 생산이 미흡하며, 따라서 창상치유의 증식 단계로 넘어가는 데 문제가 생긴다. M1이 주로 분비하는 ROS, inducible nitric oxide synthase (iNOS)가 고농도로 유지되어 조직을 파괴한다.

이처럼 감염상태에서는 중성구와 M1 대식세포의 과한 활성상태로 조직 손상이 지속되는 것이 문제이다. 침투한 균주가 숙주의 방어능력을 상회하는 상황에서

중성구와 M1 대식세포가 이를 없애려는 시도를 지속하고 있는 것이다. 이를 해
결하기 위해서는 균주를 적절한 방법으로 줄이고 없애 면역세포의 부담을 줄여주
어야 한다. 구체적으로 병원체의 농도를 줄이고 치료하는 방법에 대해서는 PART
Ⅲ에서 다루기로 한다.

References

1. Guo S, Dipietro LA. Factors affecting wound healing. J Dent Res 2010;89:219-29.

2. Jetten N, Verbruggen S, Gijbels MJ, et al. Anti-inflammatory M2, but not proinflammatory M1 macrophages promote angiogenesis in vivo. Angiogenesis 2014;17:109-18.

3. Julier Z, Park AJ, Briques PS, et al. Promoting tissue regeneration by modulating the immune system. Acta Biomater 2017;53:13-28.

4. Kolaczkowska E, Kubes P. Neutrophil recruitment and function in health and inflammation. Nat Rev Immunol 2013;13:159-75.

5. Larouche J, Sheoran S, Maruyama K, et al. Immune regulation of skin wound healing: mechanism and novel therapeutic targets. Adv Wound Care (New Rochelle) 2018;7:209-31.

6. MacLeod AS, Mansbridge JN. The innate immune system in acute and chronic wounds. Adv Wound Care (New Rochelle) 2016;5:65-78.

7. Murray PJ, Allen JE, Biswas SK, et al. Macrophage activation and polarization: nomenclature and experimental guidelines. Immunity 2014;41:14-20.

8. Neligan P. Plastic surgery volume 1. London: Elsevier Saunders. p. 165-176, 2017. 12. Zhao R, Liang H, Clarke E, et al. Inflammation in chronic wounds. Int J Mol Sci 2016;17:pii:E2085.

9. Schultz GS, Sibbald RG, Falanga V, et al. Wound bed preparation: a systemic approach to wound management. Wound Repair Regen 2003;11 Suppl:S1-28.

10. Snyder RJ, Lantis J, Kirsner RS, et al. Macrophages: a review of their role in wound healing and their therapeutic use. Wound Repair Regen 2016;24:613-29.

11. Wilgus TA, Roy S, McDaniel JC. Neutrophils and wound repair: positive actions and negative actions. Adv Wound Care (New Rochelle) 2013;2:379-88.

12. Zhao R, Liang H, Clarke E, et al. Inflammation in chronic wounds. Int J Mol Sci 2016;17:pii:E2085.

Grading of Wound Infection

원은애

창상관리에 있어서 감염의 여부 및 정도(경중)는 치료계획을 수립할 때 매우 중요한 요소가 된다. 이는 창상감염의 정도에 따라 관리의 원칙이 달라지기 때문이다. 그러나 만성과 급성창상을 모두 아우르는, 혹은 창상의 종류에 상관없이 사용이 가능한 표준화된 창상감염 평가도구는 없는 실정이다. 예를 들어, 당뇨발 창상의 경우 창상을 평가하는 여러 도구에 감염의 여부나 정도에 대한 항목이 포함되어 있는 경우가 있으나, 욕창과 같은 경우는 감염에 대한 평가를 위해 사용하는 도구나 방법이 제시되어 있지 않다. 이 장에서는 창상감염을 평가하기 위해 사용되고 있는 분류방법 몇 가지를 소개하고자 한다.

1. 창상감염의 연속체(wound infection continuum)

캐나다의 Sibbald 교수가 제시했던 창상감염과 관련된 개념은 창상의 상태를 숙주의 면역(숙주저항성; host resistance), 균의 virulence와 부하(bacterial load)의 균형에 따라 오염(contamination), 집락화(colonization), 중증집락화(critical colonization) 그리고 감염(infection)의 4단계로 설명하였다. 창상에 균이 존재한다고 하더라도 균의 종류와 virulence에 따라 혹은 균의 부하 정도에 따라 그리고 숙주의 면역력이 이를 이겨낼 수 있는지의 여부에 따라 감염의 여부나 정도가 달라질 수 있다는 것이다. 따라서 임상증상과 균동정검사 결과, 숙주의 면역 등을 고려하여 종합적으로 창상감염을 진단하고, 감염으로 진단되는 경우 항균제 사용 등의 치료가 필요할 것이다.

2016년에 International Wound Infection Institute는 오염, 집락화, 국소감염 (local infection), spreading infection, 그리고 전신감염(systemic infection)의 5단계 창상감염 연속체를 제시하였다(그림 3-1). 여기에서는 앞서 제시되었던 4단계 중 집락화와 국소감염의 중간단계의 개념으로서 임상증상이나 국소항균제 사용 여부 등의 치료계획에 있어 모호한 부분이 있었던 중증집락화를 제외하였다.

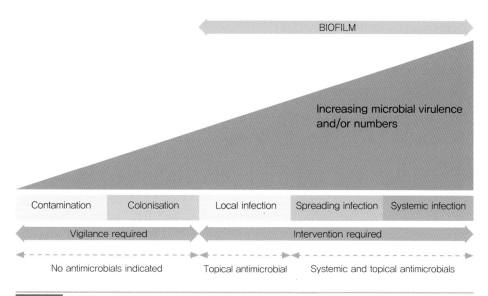

그림 3-1 창상감염의 연속체(wound infection continuum)
출처: IWII (International Wound Infection Institute)

1) 오염(contamination)

많은 경우 창상의 표면은 미생물들로 오염되어 있다. 이는 창상 표면에 미생물이 존재하지만 증식하지는 않는 상태로, 미생물의 존재 자체만으로 반드시 감염이 되는 것은 아니다.

2) 집락화(colonization)

창상 표면에 미생물이 증식하나 숙주의 면역반응을 일으키거나 임상적 증상을 유발하지 않는 상태로 창상치유를 지연시키거나 방해하지는 않는다. 오염과 마찬가지로 집락화 상태에서는 항균제의 사용이 요구되지 않는다.

3) 국소감염(local infection)

세균이나 다른 미생물이 창상 깊이 침투하거나 증식하여 숙주반응을 일으킨다. 따라서 이때부터 감염에 대한 중재가 요구되기 시작한다. 특히 만성창상에서는 명백하고 뚜렷한 감염증상뿐 아니라 모호한 증상이나 징후가 관찰될 수 있다. 전형적인 감염증상인 홍반(erythema), 국소열감(local warmth), 부종(edema), 화농 분비물(purulent discharge), 창상치유의 지연이나 창상 크기의 증가, 새로운 통증 또는 냄새의 발생 및 악화 등이 나타날 수 있다. 비전형적인 모호한 감염증상으로는 hypergranulation이나 friable granulation, bridging이나 pocketing 등이 보이기도 한다. 이런 국소감염의 경우 국소항균제의 사용이 요구될 수 있다.

4) Spreading infection

창상으로부터 주변조직으로 감염이 확산되는 상태이다. 미생물이 더욱 증식하고 퍼져서 창상 경계범위를 넘어 주변조직으로 침범하며 때로는 심부조직, 근육이나 근막, 장기(organ), 체강(body cavity)까지 침범할 수 있다. 무기력함이나 식욕감퇴, 림프부종 등의 증상이 동반될 수 있다.

5) 전신감염(systemic infection)

혈관이나 림프계를 통해 감염이 전신에 영향을 미치게 되어 전신적인 염증반응이나 패혈증, 장기기능부전(organ dysfunction), 패혈성 쇼크와 같은 심각한 증상을 보일 수 있으며 심한 경우 사망에 이르기도 한다. 따라서 spreading infection 단계에서부터는 전신 혹은 국소항균제의 사용이 요구된다.

간혹 원칙에 따라 적절하게 창상관리를 하고 있음에도 불구하고 치유가 지연되거나 악화되는 경우, 조직생검을 통해 악성종양에 대한 감별이 필요할 수도 있다. 이 책의 Chapter 5에서 감염의 증상과 징후에 대해 더 자세히 다루고 있다.

2. 창상감염의 깊이에 따른 분류

감염의 깊이에 따라 피부나 피하조직층에 국한된 감염은 표재성감염(superficial infection)으로, 근막이나 근육층을 포함하여 하부조직까지 침범한 감염은 심재성감염(deep infection)으로 분류할 수 있다.

이 장에서는 급성창상으로 분류되는 수술 창상에서의 수술부위감염(surgical site infection, SSI)에 대한 분류 중 깊이에 따른 분류 두 가지를 소개하고자 한다.

1) 수술부위감염에 대한 미국 CDC의 정의

미국의 CDC (Centers for Disease Control)에서는 수술부위 감염을 정도에 따라 superficial incisional SSI, deep incisional SSI, organ/space SSI로 분류하고 있다(그림 3-2).

(1) Superficial incisional SSI는 수술 후 30일 이내에 발생하고, 절개된 피부와 피하조직만 포함하며 다음 중 한 가지 이상이 해당되는 경우이다.

- 절개부위에 화농분비물 발생
- 무균적으로 채취한 조직이나 체액의 미생물 배양에서 균이 동정된 경우
- 의료진이 판단하여 절개부위를 개방하고 벌렸으며 미생물 배양검사상 음성이 확실하지 않으나 절개부위에 동통, 압통, 국소적 부종, 홍반, 열감의 증상이 하나 이상 나타나는 경우
- 의료진이 표재성 수술부위감염으로 진단한 경우

(2) Deep incisional SSI는 수술의 종류에 따라 수술 후 30일 또는 90일(주로 인공삽입물을 사용하는 수술이 여기 해당됨) 이내에 발생된 감염으로 절개

부위의 심부(근막층, 근육층 등)를 포함하며 다음 중 한 가지 이상이 해당되는 경우이다.

- 심부 절개부위에 화농분비물 발생
- 의료진이 판단하여 절개부위를 개방하고 벌렸거나 절개부위가 자연히 벌어졌으며 균배양 시 음성이 확실하지 않고, 38 ℃ 이상의 발열, 국소적 동통 및 압통의 감염 증상이 한 가지 이상 나타나는 경우
- 심부 절개부위에 농양이나 다른 감염의 증거가 육안소견이나 조직병리검사, 영상의학적 검사로 확인된 경우

(3) Organ/space SSI는 수술의 종류에 따라 수술 후 30일 또는 90일(주로 인공삽입물을 사용하는 수술이 여기 해당됨) 이내에 발생된 감염으로 수술 중 개방되거나 조작된 장기나 체강 등 근막 및 근육층보다 더 깊은 해부학적 부위를 포함하며 다음 중 한 가지 이상이 해당되는 경우이다.

- 수술로 조작된 장기나 체강에 삽입된 배액관에서 화농분비물 배출
- 무균적으로 채취한 조직이나 체액의 미생물 배양에서 균이 동정된 경우
- 장기 또는 체강에 농양이나 다른 감염의 증거가 육안소견이나 조직병리검사, 영상의학적 검사에 의해 확인된 경우

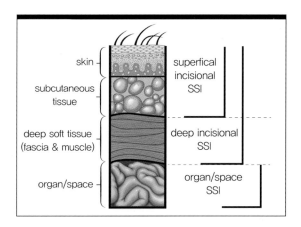

그림 3-2 CDC classification of SSI (public domain)

출처: Horan TC, Gaynes RP, Martone WJ, et al. CDC definitions of nosocomial surgical site infections, 1992: a modification of CDC definitions of surgical wound infections. Infect Control Hosp Epidemiol 1992;13(10):606-8.

2) ASEPSIS scoring tool에 의한 평가

ASEPSIS는 영국의 Wilson 등이 1990년 심장수술 환자에서 감염과 관련된 수술 절개 부위의 특성을 평가하기 위해 개발하였으며, Additional treatment, Serous discharge, Erythema, Purulent exudate, Separation of deep tissue, Isolation of bacteria, Stay as inpatient prolonged over 14 days의 7개 창상 평가항목의 약자이다. 보통 수술 후 초기 5일 동안 수술부위를 관찰하면서 이 항목들의 특성과 비율로 점수화하게 된다. 총 점수가 0~10점이면 감염이 없는 정상 치유(no infection, normal healing), 11~20점이면 치유교란(disturbance of healing), 21~30점이면 경미한 창상감염(minor infection), 31~40점이면 중등도 창상감염(moderate infection), 40점을 초과하면 심각한 창상감염(severe infection)으로 해석한다. 이 도구는 점수화되어 있어 연구에 사용하기에 용이하나 점수를 산정함에 있어서 다소 복잡함이 있다.

3. 연부조직 감염(skin and soft tissue infections)에 대한 Eron의 분류

이 분류방법은 창상의 연부조직 감염을 국소적 혹은 전신적인 증상과 징후, 중증도, 동반질환(comobidity)의 여부와 안정성에 따라 Class I, II, III, IV로 분류하여 환자의 입원 및 치료를 결정하는 데 지침을 제공한다.

1) Class I

발열 등의 전신적 증상은 없는 국소감염(연조직염 등)으로 외래에서 국소적 항균제나 경구항생제 투여로 관리할 수 있다.

2) Class II

다른 전신증상이 없이 체온상승만을 동반한 창상감염으로 역시 외래에서 경구항생제로도 증상이 호전될 수 있으나 일부는 근육주사나 정맥주사와 같은 비경구항생제의 투여가 필요하다. 경우에 따라서 단기입원이나 응급실치료가 요구될 수도 있다.

3) Class III

감염으로 인해 의식변화, 빈맥, 빈호흡, 저혈압과 같은 전신증상을 나타내거나, 한 가지 이상의 unstable comorbidity가 동반되었거나 limb-threatening infections이 있는 경우이다. 대부분 초기 입원치료와 근육주사나 정맥주사와 같은 비경구항균제가 요구되며, 호전되는 경우에는 퇴원 후 경구 혹은 비경구항균제 치료를 할 수 있다. 일부 혈류장애로 인한 limb-threatening infections의 경우 vascular evaluation과 치료를 위한 입원이 필요할 수 있다.

4) Class IV

패혈증후군이나 괴사성근막염과 같은 생명을 위협하는 감염으로 입원치료, 특히 중환자실 치료 및 외과적 중재가 요구될 수 있다. 이 책의 Chapter 10에서는 항생제의 치료에 대해 더 자세히 다루고 있다.

4. 당뇨발 감염의 분류체계

만성창상의 대표적인 예로 들 수 있는 당뇨발 창상에서는 감염을 평가하는 내용을 세부항목으로 포함한 창상 분류체계들이 있다. 예를 들어, Wagner classification system이나 SINBAD와 같은 분류에서는 감염의 평가를 감염의 유무로 이분법적으로만 다루고 있다. 여러 분류체계는 구성하고 있는 세부항목들이 각각 다르며, 어떤 분류체계를 사용해야 할지에 대한 명확한 합의는 아직 없다. 당뇨발 창상에서 사용되는 몇몇 분류체계들을 이 장에서 소개하고자 한다. 또한 이 책의 Chapter 16에서는 Diabetic Wound에 대해 더 자세히 다루고 있다.

1) International Working Group on the Diabetic Foot (IWGDF) / PEDIS 분류

PEDIS 분류에서는 창상감염을 1~4까지의 grade로 분류하였으며, 각각의 grade는 IDSA (Infectious Disease Society of America) Infection Severity의 Uninfected, Mild, Moderate, Severe에 해당된다.

Perfusion, Extent, Depth, Infection, Sensation의 5가지 항목을 평가하는 PEDIS 분류에서는 창상감염의 grade를 1은 감염 없음(uninfected), 2는 경증 감염(mild infection), 3은 중등도 감염(moderate infection), 4는 중증 감염(severe infection)으로 분류하였다. 이 분류는 명료한 정의와 비교적 적은 수의 범주로 사용이 용이하며, 입원과 사지절단의 필요성을 예측하는 데 도움이 될 수 있다.

(1) PEDIS grade 1

감염의 국소 혹은 전신증상이 없는 것을 말한다.

(2) PEDIS grade 2

국소부종이나 경결, 창상주변 0.5 cm에서 2 cm 미만의 홍반이나 동통, 국소 열감, 화농분비물 중 2가지 이상이 있는 경우로 감염의 전신증상은 없는 상태를 말한다.

(3) PEDIS grade 3

창상주변 2 cm 초과하는 범위에 홍반이나 피하조직보다 깊은 조직(뼈, 관절, 건, 근육 등)을 포함하는 감염으로 전신감염 증상을 동반하지는 않는 경우를 말한다.

(4) PEDIS grade 4

체온이 38 ℃ 초과나 36 ℃ 미만, 심박수 분당 90회 초과, 호흡수 분당 20회 초과나 $PaCO_2$ 32 mmHg 미만, WBC 12,000/mm^3 초과 혹은 4,000/mm^3 미만 중 두 가지 이상이 나타나는 전신염증반응증후군(systemic inflammatory response syndrome)을 동반한 족부 감염을 말한다.

2) Wagner ulcer classification system

당뇨발 창상을 분류하기 위해 초기에 개발되었으며, 세부항목이 비교적 간단하게 정의되어 평가하기 용이하여 가장 널리 사용되고 있다. 궤양의 깊이와 감염의 유무, 괴저(gangrene)의 정도를 0~5등급으로 평가한다(표 3-1).

표 3-1. Wagner ulcer classification system

Wagner grade	Description
Grade 0	No open ulceration, pre or post-ulcerative lesion
Grade 1	Superficial ulceration
Grade 2	Deeper extension into tendons, bone or joint capsule
Grade 3	Presence of tendonitis, osteomyelitis, cellulitis or deeper tissue abscess
Grade 4	Gangrene of toe or dorsum of the foot
Grade 5	Gangrene of the entire foot

3) S(AD) SAD 분류

Size (Area and Depth), Sepsis, Arteriopathy, and Denervation을 줄인 말로 창상의 크기(범위와 깊이), 감염, 허혈, 신경병증의 항목으로 구성되어 있다. 각각의 항목은 4개의 등급으로 구분되고, 이 중 감염항목은 없음, 표재성, 연조직염(cellulitis), 골수염으로 평가한다. SINBAD는 Site, Ischemia, Neuropathy, BActerial Infection, Depth를 줄인 말로 S(AD) SAD의 간략화 버전이다.

4) University of Texas system

창상의 깊이를 4개(0, 1, 2, 3)의 등급(grade)으로, 감염과 허혈의 유무(A, B, C, D)를 4개의 단계(stage)로 평가한다. 예를 들면, 표재성창상에 감염이 동반된 경우 1B 로 평가할 수 있다(표 3-2).

표 3-2. University of Texas system

		Grade / Depth			
		0	1	2	3
Stage / with or without infection and ischemia	A	Pre-or post-ulcerative lesion completely epithelialised	Superficial wound not involving tendon, capsule or bone	Wound penetrating to tendon or capsule	Wound penetrating to bone or joint
	B	With infection	With infection	With infection	With infection
	C	With ischemia	With ischemia	With ischemia	With ischemia
	D	With infection and ischemia	With infection and ischemia	With infection and ischemia	With infection and ischemia

5) DFI (diabetic foot infection) Wound Score

Lipski 등에 의해 당뇨발 감염에서 다양한 항생제 치료 연구의 결과를 측정하기 위해 개발된 10개 항목의 채점 시스템으로, 점수는 창상 크기와 깊이의 측정과 함께 염증의 징후가 있는지의 반정량적(semiquantative) 평가로 구성된다. 치료 결과를 예측하는 데 도움이 될 수 있으나 많은 항목을 채점해야 하는 어려움이 있을 수 있다.

References

1. 한승규. 당뇨성 창상의 이해와 치료. 파주: 군자출판사. 2008.

2. Barwell ND, Devers MC, Kennon B, et al. Diabetic foot infection: Antibiotic therapy and good practice recommendations. Int J Clin Pract 2017;71(10): doi: 10.1111/ijcp.13006.

3. Bryant RA, Nix DP. Acute and chronic wounds, 5th ed. St. Louis: Elsevier Inc. 2016.

4. Centers for Disease Control and Prevention. Surgical site infection (SSI) event. http://www.cdc.gov/nhsn/pdfs/pscmanual/9pscssicurrent.pdf.

5. Centers for Disease Control and Prevention (CDC) Hospital Infection Control Practices Advisory Committee. Guideline for Prevention of Surgical Site Infection. 1999.

6. Copanitsanou P, Kechagias VA, Grivas TB, et al. Use of ASEPSIS scoring method for the assessment of surgical wound infections in a Greek orthopaedic department. Int J Orthop Trauma Nurs 2018;30:3-7.

7. Eron LJ. Infections of skin and soft tissue: outcomes of a classification scheme. Clin Infect Dis 2000;31:287.

8. Eron LJ, Lipsky BA, Low DE, et al. Managing skin and soft tissue infections: expert panel recommendations on key decision points. J Antimicrob Chemother 2003;52 Suppl 1:i3-17.

9. Eron LJ, Passos S. Early discharge of infected patients through appropriate antibiotic use. Arch Intern Med 2001;161:61-5.

10. Garner BH, Anderson DJ. Surgical site infections: an update. Infect Dis Clin North Am 2016;30(4):909-29.

11. International Wound Infection Institute (IWII). Wound infection in clinical practice: principles of best practice. Wound International 2016:4-11.

12. Kingsley A. The wound infection continuum and its application to clinical practice. Ostomy Wound Manage 2003;49 7A Suppl:1-7.

13. Lipsky BA, Berendt AR, Cornia PB, et al. 2012 Infectious Diseases Society of America clinical practice guideline for the diagnosis and treatment of diabetic foot infections. Clin Infect Dis 2012;54(12): e132-73.

14. Nikoloudi M, Eleftheriadou I, Tentolouris A, et al. Diabetic Foot Infections: Update on Management. Curr Infect Dis Rep 2018;20(10):40.

15. O'Hara LM, Thom KA, Preas MA. Update to the Centers for Disease Control and Prevention and the Healthcare Infection Control Practices Advisory Committee guideline for the prevention of surgical site infection (2017): a summary, review, and strategies for implementation. Am J Infect Control 2018;46(6):602-09.

16. Siah CJ, Childs C. A systematic review of the ASEPSIS scoring system used in non-cardiac-related surgery. J Wound Care 2012;21(3):124,126-30.

17. Sibbald RG, Goodman L, Woo KY, et al. Special considerations in wound bed preparation 2011: an update©. Adv Skin Wound Care 2011;24(9):415-38.

18. Siddiqui AR, Bernstein JM. Chronic wound infection: facts and controversies. Clin Dermatol 2010;28(5):519-26.

19. Stevens DL, Bisno AL, Chambers HF, et al. Practice guidelines for the diagnosis and management of skin and soft-tissue infections. Clin Infec Dis 2005;41(10):1373-406.

20. Tickle J. Wound infection: a clinician's guide to assessment and management. Br J Community Nurs 2013;18 Suppl 9:S16,18-22.

21. Wilson AP, Weavill C, Burridge J, et al. The use of the wound scoring method 'ASEPSIS'in postoperative wound surveillance. J Hosp Infect 1990;16(4):297-309.

Microbiology

박창식, 장란숙

이전 장에서 다룬 바와 같이 창상감염의 발생은 미생물인자와 숙주인자, 환경인자의 조합에 따라 결정된다. 외상이나 수술 등으로 인해 공기에 노출된 피하조직은 오염된 미생물에게 정착할 수 있는 좋은 환경을 제공한다. 여기에 창상주변의 조직관류가 저하되어 있거나 괴사성 조직이 존재하여 숙주의 면역체계가 제역할을 하지 못하게 되면 그 가능성이 더욱 높아진다. 숙주의 면역을 뚫고 침투하여 주변의 건강한 조직에 퍼지기 시작한 미생물은 각종 국소반응이나 전신반응을 유발하며 창상감염으로 진행한다. 이 장에서는 창상감염의 주요인자 중의 하나인 미생물 인자에 대해 논의하려고 한다. 미생물 인자는 창상감염의 원인부터 치료까지 광범위한 영역에 걸쳐 연관되어 있기 때문에 이에 대한 이해는 창상감염을 전반적으로 이해하는 데 필수적이다. 미생물의 분류 및 구조를 포함한 개론으로 시작하여 창상감염에서 흔하게 나타나는 미생물에 대한 각론을 통해 미생물의 관점에서 창상감염을 이해하는 데 도움이 되기를 기대하는 바이다.

1. 미생물의 분류

생물은 개체를 이루고 있는 세포의 종류에 따라 원핵생물(prokaryote)과 진핵생물(eukaryote)로 나눌 수 있다. 원핵생물을 이루고 있는 원핵세포(prokaryotic cell)와 진핵생물을 이루고 있는 진핵세포(eukaryotic cell)의 가장 큰 차이는 핵의 유무로 그 밖에도 세포벽과 세포막의 구조 및 특정 기관의 유무에 차이가 있다(표 4-1). 원핵생물과 진핵생물은 각각 그림 4-1과 같이 분류될 수 있는데, 미생물이란 이들 중 육안으로 관찰할 수 없는 작은 크기의 개체를 일컫는 말로 세균(bacteria), 고세균(archaea) 및 진균(fungus), 원생동물(protozoa), 조류(algae) 등이 여기에 속한다. 바이러스는 생물로서의 구분이 아직도 논란의 여지가 있지만 비세포성 미생물로 분류될 수 있다. 이 단락에서는 병원성 미생물에 대한 간략한 개념을 정리하고자 한다.

표 4-1. 원핵세포와 진핵세포의 비교

	원핵세포	진핵세포
크기	0.2~2.0 μm	10~100 μm
핵의 유무	없음	있음
막으로 둘러싸인 기관	없음	있음
DNA	원형의 염색체	선형의 다수의 염색체
세포벽	있음(peptidoglycan)	없거나 구조가 간단함(cellulose, chitin)
세포막	있음(no sterol, carbohydrate)	있음(sterol, carbohydrate)
세포질	세포골격이 없음	세포골격이 있음
세포분열	이분법	체세포 분열

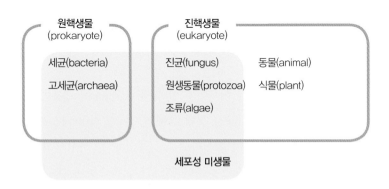

그림 4-1 생물의 분류

1) 세균(bacteria)

세균은 비교적 간단한 구조의 단세포생물로 원핵생물(prokaryote)에 해당한다. 병원성 미생물의 거의 대부분을 차지하여 우리에게 가장 익숙한 미생물로 흙이나 물 등의 자연에 존재하는 비병원성인 세균도 있다. Bergey's manual of systemic bacteriology에 의하면 세균은 rRNA의 sequence에 따라 몇 개의 문(phylum)으로 분류되며 계속해서 그 아래의 하위 개념으로 나누어진다. 여기서는 표 4-2를 통해 몇 가지의 중요한 병원성 세균의 분류를 정리하고, 창상감염에 주로 관여하는 세균에 대해서는 뒷부분에서 각론으로 다루기로 한다.

표 4-2. 중요한 병원성 세균의 분류

문(phylum)	중요 속(genera)
Proteobacteria	Richettsia/ Bartonella/ Brucella/ Bordetella/ Neisseria/ Legionella/ Coxiella/ Moraxella/ Pseudomonas/ Vibrio/ Citobacter/ Enterobacter/ Escherichia/ Klebsiella/ Proteus/ Salmonella/ Shigella/ Yersinia/ Pasteurella/ Haemophilus/ Campylobacter/ Helicobacter
Firmicutes	Clostridium/ Mycoplasma/ Bacillus/ Listeria/ Staphylococcus Enterococcus/ Streptococcus
Actinobacteria	Actinomyces/ Corynebacterium/ Mycobacterium
Chlamydia Spirochaetes Bacteroidetes Fusobacteria	Chlamydia/ Leptospira/ Treponema/ Bacteriodes/ Prevotella

2) 진균(fungus)

효모균을 제외하고는 다세포로 이루어져 있다. 주로 chitin이 세포벽을 구성하고 있으며 여러 개의 세포가 긴 filament 형태로 배열되어 균사(hyphae)를 만들면서 성장한다. 포자(spore)를 형성하여 번식하고 유성생식 또는 무성생식으로도 번식이 가능하다. 주변 환경의 유기물질로부터 영양분을 흡수하며 대부분의 사상형 진균은 산소성(aerobic), 대부분의 효모균은 조건 혐기성(facultative anaerobic)이다. 낮은 pH, 높은 삼투환경, 낮은 습도에도 잘 적응하여 세균보다 다양한 환경에서 잘 자랄 수 있다.

3) 원생동물(protozoa)

단세포생물로 위족(pseudopod), 편모(flagella), 섬모(cilia) 등을 이용하여 이동하며 *Entamoeba*, *Plasmodium*, *Toxoplasma* 등이 여기에 속한다. 주로 물이나 토양에 서식하며, 자유생활뿐 아니라 기생생활도 하는 등 다양한 생활주기(life cycle)를 갖는다. 이분법, 출아법, 다분법 등의 무성생식을 하기도 하고 접합을 통해 유성생식을 하기도 한다. 세균처럼 영양분을 흡수하기도 하지만 액포(vacuole) 등의 기관을 이용하여 소화를 시키기도 한다. 약 20,000 여종의 종이 존재하지만 이 중 적은 수만이 사람에게 병을 일으키는 것으로 알려져 있다.

4) 기생충(helminth)

사람에 기생하는 기생충은 동물의 한 분류로, 엄밀히 말하면 미생물은 아니다. 하지만 생활주기 중의 특정 시기에는 그 크기가 미세하게 작아 검출 및 확인을 위해서는 미생물을 확인할 때와 동일한 테크닉을 필요로 하기도 하고 일부는 병원성을 갖기 때문에 병원성 미생물과 동등하게 중요한 의미를 갖는다. 크게 편충(Platyhelminth)과 회충(Nematoda)으로 나누어지며 소화기관과 신경계는 발달되지 않은 반면에 생식계는 복잡한 편으로 알(egg), 유충(larva) 등의 복잡한 생활주기를 가진다.

5) 바이러스(virus)

바이러스는 사람을 감염시키고 병을 일으킬 수 있지만 앞서 언급한 병원성 미생물과는 전혀 다른 개체이다. 바이러스는 숙주의 밖에서는 완전히 비활성화되어 생물이라 할 수 없지만 숙주를 감염시킨 후에는 기생생물과 같이 숙주의 시스템을 이용하여 증식이 가능하기 때문에 생물로서 간주될 수 있다. 바이러스는 세포의 형태를 가지고 있지 않으며 DNA 혹은 RNA로 이루어진 핵산(nucleic acid) 중

심부(core)를 단백질 coat가 둘러싸고 있는 간단한 구조를 갖는다. 추가적으로 지방이나 단백질로 이루어진 외피(envelope)가 존재하기도 한다. 숙주에 감염된 후 숙주세포의 대사기관을 이용하여 단백질을 합성하고 ATP를 생성해서 증식을 한다.

2. 미생물의 기능적 해부학

미생물이 가지는 병원성은 주로 그 구조에 기인한다. 이 장에서는 특히 창상 감염의 주원인이 되는 세균의 기능적 해부학에 대해 병원성을 부여하는 구조를 중심으로 서술하고자 한다.

1) Glycocalyx

세균의 가장 바깥층에 존재하는 glycocalyx는 세균이 표면에 분비하여 세포를 둘러싸고 있는 형태로 'sugar coat'라는 뜻을 가지고 있다. 점액성을 가진 polymer로 polysaccharide나 polypeptide, 혹은 둘 다로 구성되어 있으며 sugar로만 구성된 glycocalyx를 extracellular polysaccharide (EPS)라 부르기도 한다. 구조화가 잘 되어 있고 세포벽에 단단히 붙어 있으면 피막(capsule), 성기게 붙어 있으면 slime layer라고 부르는데 이 구조가 세균의 병원성에 기여한다. 피막(capsule)의 경우 포식작용(phagocytosis)으로부터 세균을 보호하는 역할을 하며 EPS는 치아나 medical implant 등 다양한 표면에 세균이 부착할 수 있도록 한다.

2) Flagella와 axial filaments

Flagella는 세포에 운동성을 부여하는 구조로 개수 및 위치에 따라 monotrichous, amphitrichous, lophotrichous, peritrichous 등으로 분류할 수 있다. 크게 세 개의 부분으로 이루어져 있으며 flagellin이라는 단백질로 이루어진 filament와 filament를 세포벽에 고정하는 basal body, 그리고 이 둘을 연결하는 hook으로 되어 있다. Flagellin은 H antigen이라고도 불리우며 세균의 serotype을 구분할 수 있게 하는 인자로 *E.coli* O157:H7과 같은 명명으로 표기된다. Flagella가 파동운동을 하는 진핵생물과 달리 세균은 flagella가 회전을 하면서 전진한다. 비슷한 기능을 하는 axial filament는 세포를 나선형으로 감고 있는 fibril bundle로 *Spirochete*에서 볼 수 있으며 코르크 스크류가 전진하는 것과 같은 원리로 운동한다.

3) 세포벽(cell wall)

세포벽은 비교적 단단한 구조로 세포의 모양을 유지하고 터지는 것을 막는 물리적 장벽의 역할을 한다. 또한 구성의 차이에 따라 세균분류의 기준이 되기도 하고 항생제가 작용하는 부위이기도 하여 병원성에 큰 기여를 하는 구조이다.

(1) 세포벽(cell wall)의 구성

세균의 세포벽은 peptidoglycan이라는 macromolecule의 네트워크로 이루어져 있다. N-acetylglucosamine (NAG)과 N-acetylmuramic acid (NAM)로 구성된 disaccharide가 polypeptide와 격자구조를 이루면서 만드는 peptidoglycan은 세균의 세포벽에 특징적이다.

(2) 그람(Gram) 염색

세균의 중요한 분류방법 중 하나인 그람 염색은 세포벽의 구조에 따라 염색약에 다르게 반응하는 것을 원리로 한다.

① 그람양성 세균

그람양성 세균의 세포벽은 여러 층의 peptidoglycan으로 구성되어 있어 두껍고 단단한 구조를 가진다. 또한 alcohol과 phosphate로 이루어진 teichoic acid가 세포벽 중간중간에 박혀 있어 phosphate의 음전하로 인해 양이온을 조절하는 역할을 한다. 물리적으로 단단한 구조는 세포벽의 붕괴 및 용해를 막아 세포 성장에 기여하고 세포벽의 항원특이성에도 기여한다(그림 4-2).

② 그람음성 세균

그람음성 세균의 세포벽은 얇은 층의 peptidoglycan과 이를 둘러싼 outer

membrane으로 구성되어 있다. Peptidoglycan의 비율이 적어 물리적인 충격에는 취약하지만 outer membrane이 포식작용을 피하게 하고 몇몇 항생제와 소화효소로부터 세균을 보호하는 장벽의 역할을 한다. Outer membrane은 lipopolysaccharides (LPS), lipoprotein, phospholipid 등으로 구성되어 있는데 LPS는 O polysaccharide와 lipid A의 조합으로 이루어진다. O antigen이라고도 불리는 O polysaccharide는 H antigen처럼 serotype을 결정하는 데 기여하고 lipid A는 endotoxin으로 작용하여 세균에 병원성을 부여한다(그림 4-3).

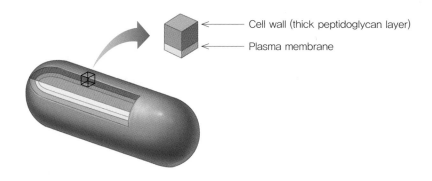

그림 4-2 그람양성 세균

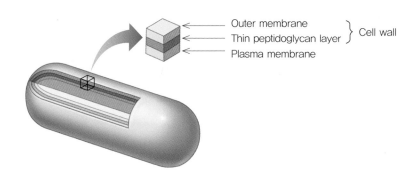

그림 4-3 그람음성 세균

③ 그람염색 원리

초기염색으로 사용된 crystal violet은 세균을 보라색으로 염색시킨다. 여기에 착색제로 첨가된 요오드(iodine)는 crystal violet과 반응하여 CV-I complex를 생성한다. 알코올을 추가했을 때 그람음성 세균은 outer membrane이 녹으면서 CV-I complex가 세포벽을 빠져나가 탈색이 되는 반면, 그람양성 세균은 CV-I complex가 견고한 peptidoglycan layer를 빠져나가지 못하고 색이 유지된다. 그리하여 safranin으로 대조염색을 하게 되면 그람양성 세균은 보라색으로, 그람음성 세균은 붉은색으로 염색된다(표 4-3).

표 4-3. 그람양성 및 그람음성 세균의 비교

	그람양성 세균	그람음성 세균
색상	보라색	붉은색
Peptidoglycan layer	두꺼움	얇음
Teichoic acid	있음	없음
Outer membrane	없음	있음
Lipopolysaccharide (LPS)	없음	있음
물리적 충격에 저항성	높음	낮음
Penicillin 감수성	높음	낮음

4) 세포막(plasma membrane)

세포막은 phospholipid bilayer에 단백질이 박혀 있는 구조로 세포벽에 비해 덜 단단하다. Fluid mosaic model로 대표되는 phospholipid와 단백질의 유동적인 구조가 선택적 투과성을 부여하고 영양분 분해, 에너지 생성이 가능하게 한다. 독소(toxin)를 분비하거나 항생제에 저항성을 나타내 병원성을 가질 수 있으며 알코올과 같은 disinfectant나 polymyxin과 같은 항생제가 작용하는 부위이다.

5) 내생포자(endospore)

*Clostiridum*이나 *Bacillus*와 같은 일부 그람양성 세균은 영양분을 얻을 수 없는 척박한 환경이 되면 내생포자(endospore)라는 특화된 휴지기 세포의 형태로 존재한다. 내생포자는 세포질 및 수분이 거의 제거되고 DNA, RNA 및 일부 효소만으로 된 core를 peptidoglycan으로 이루어진 두꺼운 세포벽과 단백질로 이루어진 spore coat가 이중으로 둘러싸고 있는 형태를 가진다. 척박한 환경 하에서 모세포 내부에 생성되어 성숙을 마치면 모세포는 파괴되고 세포 바깥으로 배출된다. 두꺼운 벽으로 인해 열이나 탈수 환경, 소독제로 쓰이는 각종 화학물질에 강한 저항성을 가지고 있어 적대적인 환경에도 파괴되지 않고 심지어 수천 년 동안 휴면 상태로 유지가 가능하다. 적절한 환경이 되면 발아 과정을 통해 다시 모세포 상태로 돌아가 독소(toxin)를 생성하고 질병을 일으킬 수 있다. 식품가공 시에 일반적인 멸균 과정으로 파괴되지 않고 살아남아 식중독을 일으키는 주원인이 된다. *Clostridium*으로 인한 괴저(gangrene), 파상풍, 식중독 및 botulism, *Bacillus*로 인한 탄저병, 식중독이 그 예이다. 일반적인 소독제로는 제거가 불가능하고 autoclave를 이용하여 121 ℃ 하에서 15분 이상 가열해야 제거가 가능하다.

3. 창상 종류에 따른 미생물 각론

1) 급성 연부조직 감염(acute soft tissue infections)

농가진(impetigo), 단독(erysipelas), 연조직염(cellulitis) 등의 감염질환 및 외상성 창상 등 피부에 국한된 창상과 근막 및 근육까지 진행하는 괴사성 감염이 해당된다. 얕은 층의 급성 연부조직 감염을 일으키는 원인균은 단일균으로는 *Staphylococcus aureus* (*S. aureus*)와 *Streptococcus pyogenes* (*S. pyogenes*)가 대부분이다. *S. aureus*에 의한 창상은 농양 등을 형성하면서 창상의 범위가 좁고 경계가 비교적 명확한 반면, *Streptococcus*에 의한 창상은 범위가 넓고 세균의 유입경로가 명확하지 않은 특징이 있다(그림 4-4, 4-5). 괴사성 감염은 진행 범위와 속도가 다양하다. *S. aureus*나 *S. pyogenes* 등의 단일균에 의해서 발생하기도 하지만, *Clostridium* 등을 포함한 여러 종류의 균에 의한 혼합균 감염으로도 발생한다. 특히 *Clostridium*은 가스괴저(gas gangrene)를 발생시키면서 근육괴사를 일으키고 높은 치사율을 갖기 때문에 초기 감별 및 적절한 처치가 중요하다.

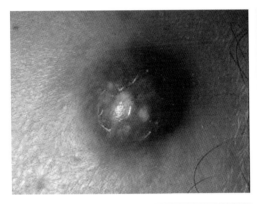 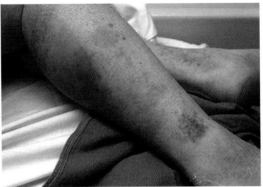

그림 4-4 *Staphylococcus* 감염에 의한 종기 (Furuncle caused by staphylococcal infection)

그림 4-5 *Streptococcus* 감염에 의한 단독 (Erysipelas caused by streptococcal infection)

(1) *Staphylococcus*

① 분류: 그람양성, 조건 혐기성, 포도상구균

② Coagulase negative *S. epidermidis*

정상 피부상재균의 대부분을 차지하고 있으며 의료기기에 부착력이 높아 주로 카테터나 implant 등의 유치(indwelling) 의료기기 관련 감염의 원인이 된다.

③ *S. aureus*

역시 정상인의 코안뿐 아니라 질, 항문 주변에 상재하는 세균으로 입원환자 감염의 가장 빈도 높은 원인균이다. 단일균으로는 압도적으로 거의 모든 기관을 침범하고 감염을 일으킬 수 있는데, 이는 광범위하고 다양한 병원성 인자를 갖고 있기 때문이다.

- 병원성 인자
  - 피부나 코안과 같이 삼투압이 높고 수분이 적은 척박한 환경에서 잘 성장한다.
  - 숙주면역을 약화시키는 효소나 독소를 생성한다(microcapsule, protein A, leukocidin).
  - 조직을 침투할 수 있는 효소를 생성한다(protease, nuclease, staphylokinase, lipase).
  - 특정한 중독증(toxinosis)을 일으킨다(toxic shock syndrome toxin, enterotoxin, exfoliative toxin).
  - 항생제에 대한 저항성의 획득이 빠르다.
④ 관련 질환
  - 모낭염(folliculitis), 종기(furuncle)
  - Scalded skin syndrome, toxic shock syndrome

(2) *Streptococcus*

① 분류: 그람양성, 조건 혐기성, 연쇄상구균

② Alpha-hemolytic *streptococci*

Alpha-hemolysin을 생성하여 blood agar에서 hemoglobin을 methemoglobin으로 환원시킴으로 인해 집락(colony) 주변에 greenish zone을 형성한다. 폐렴의 주원인균인 *S. pneumoniae*가 여기에 속한다.

③ Beta-hemolytic *streptococci*

Beta-hemolysin을 생성하여 blood agar에서 적혈구를 용해시켜 집락주변에 clear zone을 형성한다. 세포벽의 antigenic carbohydrate에 따라 여러 subgroup으로 나눌 수 있는데 이 중 group A beta-hemolytic *streptococci*는 *S. pyogenes*를 가리키는 것으로 임상적으로 중요하다. *S. pyogenes*은 진피층을 침범하여 농가진(impetigo), 단독(erysipelas)과 같은 국소감염을 일으키기도 하지만 심부조직에 도달할 경우 더욱 파괴력이 높다.

- 병원성 인자
- 효소를 생성하여 감염의 파급을 촉진한다(streptokinase, hyaluronidase, deoxyribonuclease).
- 숙주면역을 약화시키는 효소나 독소를 생성한다(leukocidin, erythrogenic toxin, exotoxin A).

④ 관련 질환
- 연조직염, 근염(myositis), 괴사성 근막염(necrotizing fasciitis)
- Streptococcal toxic shock syndrome

(3) *Clostridium*

① 분류: 그람양성, 절대 혐기성, 간균

② 관련 질환
- Tetanus (*C. tetani*), botulisum (*C. botulinum*), 가스괴저(*C. perfringens*), 설사 (*C. difficile*)

③ Clostridial 근육괴사(myonecrosis)

*C. perfringens*은 외상으로 인한 가스괴저(gas gangrene)의 가장 흔한 원인균 이다. 외상에 의한 감염 24시간 이내에 강렬한 통증을 시작으로 진행 말기에 는 조직 내의 가스가 마찰음(crepitus)의 형태로 만져지거나 영상에서 발견 된다. 반면에 자연발생 괴저(spontaneous gangrene)는 좀 더 aerotolerant한 *C. septicum*에 의해 발생하며, 주로 백혈구감소증이나 위장관계 악성종양을 가진 환자에서 외상 없이 혈행성 전파에 의해 발생한다. 두 경우 모두 괴사가 전격적으로 매우 광범위하게 진행하여 쇼크와 사망에 이를 수 있는 높은 치 사율을 가진다. 세균에 의해 생성된 독소(toxin)가 주요 병원성 인자로 생각 되고 있다.

2) 수술창상 감염(surgical wound infections)

수술창상 감염의 위험도는 수술창상이 미생물의 오염에 얼마나 취약하냐에

달려 있다. Clean surgery는 1~5%의 수술 후 창상감염 위험도를 가지며 *S. aureus*
나 *streptococcus* species가 주원인균이 된다. 반면 dirty surgery는 감염 위험도
가 27%까지도 보고되고 있으며, 주로 내부오염균에 의한 것으로 *Enterococcus*
species, *Escherichia coli*, *Enterobacter* species 등 여러 종류의 균이 관여한다.

(1) *Enterobacteriales*
① 분류: 그람음성, 조건 혐기성, 간균
② *Escherichia*

*E. coli*는 사람 장내 서식 세균 중 가장 흔한 균으로 주로 식중독 등의 위장관
계 질환을 일으키는 것으로 알려져 있지만 비위장관계 감염도 다양하게 일
으킬 수 있다. 유전적으로 서로 다른 strain이 고유의 병원성 인자를 가지고
장소 특이적으로 감염을 일으킬 수 있고 그 장소에 따라 commensal strain,
intestinal pathogenic strain, extraintestinal pathogenic *E. coli* (ExPEC)로 분
류할 수 있다. ExPEC으로 인한 비위장관계 감염은 비뇨기계 감염, 복강, 골
반내 감염, 폐렴, 뇌수막염, 수술부위 감염 등이 있으며 ExPEC은 수술부위
감염의 원인균 중 높은 비율을 차지한다.

－ 병원성 인자

• Fimbriae와 같은 다양한 adhesin을 생성하여 점막에 부착한다.

• 피막(capsule), lipopolysaccharide와 같은 인자를 생성하여 숙주면역을 피하거나
약화시킨다.

• Hemolysin, cytotoxic necrotizing factor 1 등의 독소를 생성한다.

③ *Enterobacter*

비뇨기계 감염이나 병원내 감염에서 주로 발견되는 균으로 *E. cloacae, E. aerogenes*
등이 여기에 속한다.

(2) *Enterococcus*
① 분류: 그람양성, 조건 혐기성, 구균

② *E. faecalis*와 *E. faecium*이 대부분을 차지하며 사람의 위장관계에 서식하여 건강한 사람의 분변에서 발견된다. 극한 환경과 항생제에 저항성이 높아 병원내 감염을 잘 일으킨다. Endocarditis, enterococcal 세균혈증(bacteremia), 비뇨기계 감염, 복강내 감염, 골반내 감염을 일으킬 수 있다.

3) 화상감염(burn wound infection)

창상감염은 화상의 주요한 합병증으로 화상으로 인한 사망의 75%는 창상감염과 관련되어 있다. 화상으로 인해 약화된 피부장벽은 상재균의 오염에 취약하며 산소성균(aerobe)으로는 *P. aeruginosa*, *S. aureus*, *E. coli*, *Klebsiella* species, *Enterococcus* species, 혐기균(anaerobe)으로는 *Peptostreptococcus* species, *Bacteroides* species, *Propionibacterium acnes* 등이 발견된다.

(1) *Pseudomonas*

① 분류: 그람음성, 산소성, 간균

② *Pseudomonas aeruginosa*

Polar flagella가 발달하여 운동성이 있으며 pyocyanin이라는 수용성의 색소를 분비하여 감염된 창상은 푸르거나 녹색빛을 띄는 특징이 있다(그림 4-6). 심지어 비누나 소독약 같은 다양한 화합물에서도 에너지를 생산할 수 있어 병원의 다양한 환경에 널리 서식하면서 병원내 감염의 1/10을 차지한다. 중등도 화상 환자 등의 면역이 약화된 숙주에서 기회감염을 일으킨다.

– 병원성 인자
 • Pili와 flagella가 운동성을 부여하고 숙주세포에 결합할 수 있는 adhesion의 역할을 한다.
 • Protease와 elastase를 생성하여 숙주세포의 물리적 장벽을 파괴하고 감염을 파급한다.
 • Protease는 항체와 보체 체계를 파괴하여 숙주면역을 약화시킬 수 있다.

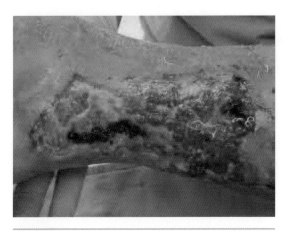

그림 4-6 *Pseudomonas*에 의한 화상감염

4) 교상감염(bite wound infection)

한 보고에 따르면 human bite의 감염률은 10~50%까지, dog bite는 20%, cat bite는 30~50%에 이른다. Human bite는 젊은 남성이 주먹을 쥐고 있는 상태에서 치아에 부딪히며 발생하는 경우가 흔하다. Cat bite는 dog bite에 비해 드문 반면에 날카로운 이빨이 깊은 조직까지 파고드는 양상으로 발생하여 감염율은 dog bite에 비해 높다. 구강 상재균의 특성상 교상감염에서는 산소성균(aerobe)과 혐기균(anaerobe)을 포함하여 평균 다섯 종류 이상의 여러 균이 발견된다. Human bite에서는 *Streptococcus* species, *S. aurues*, *Eikenella corrodens*, *Fusobacterium nucleatum*, *Prevotella melaninogenica* 등이 발견된다. *Pasteurella* species는 animal bite에서 가장 흔하게 발견되며 *Pasteurella canis*는 dog bite에서, *Pasteurella multocida*는 cat bite에서 흔하다.

(1) *Pasteurella*
① 분류: 그람음성, 조건 혐기성, 다형성(pleomorphic)
② *Pasteurella multocida*
개와 고양이의 구강 상재균으로 조류, 소, 돼지 등의 동물원성 병원균이지

만 동물에게 물린 사람에게 감염될 수 있다. 감염된 창상은 농양이나 건초염 (tenosynovitis)을 일으킬 수 있고 심하면 화농성관절염(septicarthritis), 골수염(osteomyelitis) 등으로 진행할 수도 있다. 피막(capsule)과 lipopolysaccharide를 병원성 인자로 가져 숙주의 포식작용을 피하고 항원으로서 작용한다.

(2) Bacteroidetes

① 분류: 그람음성, 혐기성, 간균

② *Bacteroides fragilis*

사람의 장내에 서식하는 절대 혐기균으로 복강내 농양부터 피부궤양, 세균혈증(bacteremia)까지 일으키는 원인균이 될 수 있다. 산소성균과는 다르게 endotoxin으로 역할을 할 수 없는 불완전한 lipopolysaccharide를 가지고 있으며, 대신에 capsular polysaccharide가 병원성 인자로서 작용한다.

③ *Prevotella*

주로 사람의 구강에 상재하는 절대 혐기균으로 상반신의 연부조직 감염이나 흉곽내 감염, 치주 및 구인두 감염에 관여한다.

5) 기타

(1) *Mycobacterium*

① 분류: 산소성, 내생포자 비형성, 간균

② 진균과 같이 filamentous growth를 하여 *Mycobacterium*이라 명명하였다. 기본적으로 그람음성 세균과 비슷한 구조를 가지나 outer membrane의 lipopolysaccharide가 waxy하고 내수성의 mycolic acid로 대체되어 고유의 특성을 부여한다. 세포벽의 특이성 때문에 acid-fast staining이 *Mycobacterium*을 감별하는 데 사용되며, 탈수나 일부 항생제에 저항성을 가질 수 있다. 또한 영양분의 유입이 매우 느려 성장이 느린 편으로 쉽게 배양되기 어렵다.

③ 관련 질환

- 결핵(*M. tuberculosis*), 한센병(*M. leprae*)

④ Rapidly growing mycobacteria (RGM)

- 주로 피부 및 연부조직 감염을 일으키며 수술부위 창상이 오염된 흙, 물, 소독약에 노출되었을 때 감염으로 진행할 수 있다.

- Cardiac bypass surgery나 유방확대술, 지방흡입술 등의 clean cosmetic surgery 이후 발생한 창상감염에서 발견된다.

- 국소적인 홍반(erythema)이나 경화(induration), 미세농양(microabscess), 봉합 부위가 벌어지거나 낫지 않는 증상이 시술 후 수주에서 수개월 지나 나타난다. 일 반적인 항생제에 호전을 보이지 않거나 배양검사 결과가 음성으로 나올 때 의심 해 볼 수 있다(그림 4-7).

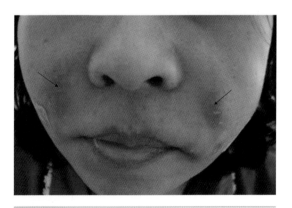

그림 4 - 7 지방이식술 이후 발생한 RGM 감염

(2) 진균

① 진균감염은 mycosis라고도 불리우며 mycosis는 감염된 범위와 숙주로의 유입경로에 따라 다섯 그룹으로 분류할 수 있다.

- Systemic mycosis: 주로 포자(spore)의 흡입으로 유입되며 폐에서 시작하여 전신 으로 퍼진다.

- Subcutaneous mycosis: 포자가 피부에 직접적으로 접종되거나 mycelial 조각이 창상을 통해 감염되면서 발생할 수 있다.
- Cutaneous mycosis: 표피, 모발, 손발톱에 발생하는 감염으로 dermatomycoses 라고도 불린다. Keratinase를 분비하여 모발 및 손발톱의 keratin을 분해하고 접촉을 통해 전염될 수 있다.
- Superficial mycosis: 모발 줄기나 얕은 층의 표피세포에 감염된다.
- Opportunistic pathogen: 심한 외상이나 전신질환으로 면역이 약화된 숙주에서 감염으로 진행하는 경우로 aspergillosis, candidiasis 등이 해당한다.

② 진균에 의한 화상감염

보고에 따르면 평균적으로 total body surface area (TBSA)의 62.5% 이상의 화상은 진균감염으로 진행할 가능성이 높다. 항생제의 발전으로 인해 세균에 의한 화상감염은 갈수록 감소하는 반면에 진균에 의한 감염의 발생률은 큰 변화가 없는 편이다. 진균에 의한 감염은 가피(eschar)의 분리, 부분층 화상이 전층 화상으로 진행, 창상 경계부위에 있는 정상 피부가 붉은색 혹은 검은색으로 변색되거나 항생제 치료에도 연조직염이나 괴사성근막염(necrotizing fasciitis)으로 진행할 때 의심할 수 있다. 진단에는 조직검사를 통한 진균의 확인이 필요하다.

4. 병원성 미생물의 소독제 저항성

창상감염을 예방하기 위해서는 창상 주변 오염균의 성장을 늦추거나 제거하는 창상소독 과정이 중요하다. 소독제로 쓰이는 화학제품에 대한 감수성 및 저항성은 미생물의 종류에 따라 다양하며, 미생물의 구조와 관계되어 있다(그림 4-8). 대부분의 소독제는 미생물의 세포벽 및 세포막을 목표로 한다. 두터운 peptidoglycan으로 이루어진 세포벽을 갖는 그람양성 세균은 소독제에 가장 취약한 반면 그람음성 세균은 outer membrane의 LPS로 인해 그람양성 세균에 비해 소독제에 높은 저항성을 갖는다. *Pseudomonas*가 quaternary ammonium과 같은 소독제 하에서도 자랄 수 있는 것이 그 예이다. Mycobacteria의 세포벽은 지방성분이 풍부한 특성을 가지고 있어 일부 소독제에 저항성을 보이며 내생포자(endospore)는 두터운 단백질 coat로 인해 거의 모든 소독제에 저항성을 갖는다(표 4-4).

표 4 - 4. Endospore와 Mycobacteria의 소독제 감수성

	Endospore	Mycobacteria
Mercury	효과 없음	효과 없음
Phenolics	거의 없음	좋음
Bisphenols	효과 없음	효과 없음
Quaternary ammonium compounds	효과 없음	효과 없음
Chlorines	약간 있음	약간 있음
Iodine	거의 없음	좋음
Alcohols	거의 없음	좋음
Glutaraldehyde	약간 있음	좋음
Chlorhexidine	효과 없음	약간 있음

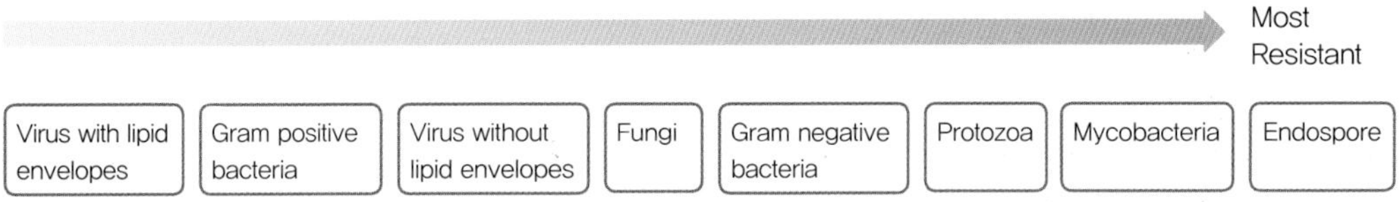

Most Resistant →

| Virus with lipid envelopes | Gram positive bacteria | Virus without lipid envelopes | Fungi | Gram negative bacteria | Protozoa | Mycobacteria | Endospore |

그림 4-8 병원성 미생물의 소독제 저항성

5. 내성균의 등장

2013년 미국 Centers for Disease Control and Prevention (CDC)의 보고에 따르면 항생제 내성균에 의한 감염이 한 해에 약 2백만 건 발생하고, 이중 23,000명이 사망에 이른다. 이에 CDC는 내성균을 중등도에 따라 세 그룹으로 나누고 내성균의 확산 방지에 주의를 기울이고 있다(표 4-5).

표 4-5. Group of antibiotics resistance bacteria

Urgent threats	Serious threats	Concerning threats
· *Clostridium difficile* · Carbapenem resistant *Enterobacteriaceae* (CRE) · Drug−resistant *Neisseria gonorrhoeae*	· Multidrug−resistant *Acinetobacter* · Drug−resistant *Campylobacter* · Fluconazole−resistant *Candida* · Extended spectrum β−lactamase producing Enterobacteriaceae (ESBLs) · Vancomycin−resistant *Enterococcus* (VRE) · Multidrug−resistant *Pseudomonas aeruginosa* · Drug−resistant Non−typhoidal *Salmonella* · Drug−resistant *Salmonella Typhi* · Drug−resistant *Shigella* · Methicillin−resistant *Staphylococcus aureus* (MRSA) · Drug−resistant *Streptococcus pneumoniae* · Drug−resistant tuberculosis	· Vancomycin−resistant *Staphylococcus aureus* (VRSA) · Erythromycin−resistant Group A *Streptococcus* · Clindamycin−resistant Group B *Streptococcus*

1) Methicillin−resistant *S. aureus* (MRSA)

(1) 내성균에 의한 감염 중 가장 많은 수를 차지하고 있고 피부 및 창상감염부터 폐렴, 패혈증, 사망에 이르기까지 광범위한 감염을 일으킬 수 있

다. 2011년 미국에서 약 8만 명이 invasive MRSA infection에 이환 되고 이 중 약 1만 명이 사망한 것으로 추정되나 community 내의 경 도의 감염까지 계산하면 훨씬 더 많은 수가 있을 것으로 예상된다. Heathcare-associated infection과 community-associated infection으로 나 눌 수 있는데 카테터부위 감염과 같은 혈행성 감염이나 수술부위 감염은 heathcare-associated에서 많이 나타나는 반면, 연조직염이나 농양 등은 community-associated에서 많이 관찰된다. MRSA에 효과적인 항생제 등 이 개발되면서 heathcare-associated MRSA는 감소하는 추세에 접어들었 지만 community-associated MRSA는 빠르게 증가하고 있다.

(2) 내성기전

- β-lactam 계열 항생제(penicillin, cephalosporin, carbapenem)에 내성을 갖는다.
- β-lactam 계열 항생제는 세포벽 합성을 방해하여 항균력을 갖는다. β-lactam은 penicillin-binding protein (PBP)에 결합하여 peptidoglycan의 cross linking을 방 해할 수 있는데 MRSA는 PBP를 변형하여(PBP2a) β-lactam의 친화도를 떨어뜨림 으로써 β-lactam 계열 항생제에 저항성을 가질 수 있다.

2) Vancomyin-resistant *Enterococcus* (VRE)

(1) *Enterococcus*는 흔한 병원성균으로 병원에 입원해 있는 중한 질환의 환 자에게서 혈행성 감염, 수술부위 감염, 비뇨기계 감염 등을 일으킬 수 있 다. 본래 대부분의 항생제에 저항성이 높은데다가 plasmid나 transposon 을 통해 쉽게 저항성을 획득할 수 있어 고위험도 환자에서는 rectal swab 등을 통해 VRE에 대한 screening 및 확진 환자의 격리가 필요하다. 대부 분의 VRE는 colonization으로, 감염으로 진행한 환자의 비율은 1/10에 불 과하다. 그러나 Enterococcus healthcare-associated infection의 30%가 vancomycin 저항성과 관련되어 있고 VRE는 선택 가능한 항생제가 없거나 거의 희박하기 때문에 문제가 된다.

(2) 내성기전

Vancomycin은 peptidoglycan의 전구체(precursor)에 결합하여 세포벽 합성
을 방해한다. VRE는 peptidoglycan 전구체(precursors)를 비정상적으로 만
들어 Vancomycin 친화도를 떨어뜨림으로써 저항성을 획득한다.

3) Extended-spectrum β-lactamase (ESBL) producing bacteria

(1) ESBL은 penicillin과 extended spectrum cephalosporins에 내성을 부여
하는 효소로 2011년 미국에서는 한 해에 26,000건의 ESBL producing
*Enterobacteriaceae*에 의한 감염이 있었고, 이 중 17,000명이 사망에 이
르렀다. ESBL producing *Klebsiella* 및 *E.coli*에 의한 감염이 흔하며
Carbapenem 계통의 항생제에 감수성을 갖는다.

(2) 내성기전

ESBL은 통상적으로 penicillin과 1, 2, 3세대 cephalosporin, aztreonam 계
열 항생제를 가수분해시켜 저항성을 가지는 β-lactamase를 의미한다.
Expanded-spectrum cephalosporin의 사용이 증가하면서 이에 따라 새로운
β-lactamase의 mutation도 증가하여 SHV, TEM, CTX-M 등을 포함해서 현
재까지 약 200개가 넘는 ESBL이 발견되었다.

4) Carbapenem-resistant *Enterobacteriaceae* (CRE)

(1) 2011년 미국에서는 한 해에 9,000건 정도의 healthcare-associated CRE
infection이 있었고 이 중 약 600명이 사망에 이르렀다. Carbapenem은
ESBLs과 같은 광범위 내성균에 쓰일 수 있는 최후의 항생제이기 때문에
CRE는 거의 모든 항생제에 내성을 가진다. 따라서 치료가 어렵고 치사율
이 높을뿐더러 *Enterobacteriaceae*는 유병률이 높아 carbapenem 저항성이
community로 확산될 가능성이 크기 때문에 큰 의미를 갖는다.

(2) Carbapenem-resistant *Klebsiella*, Carbapenem-resistant *E. coli* 등이 있으
며 장기이식 환자나 인공호흡기 사용, 지속된 입원기간과 광범위 항생제

의 사용이 위험인자이다. 고위험도 환자에서는 rectal swab 등을 통해 CRE
에 대한 screening이 필요하며 확진 환자에서는 격리가 필요하다.

(3) 내성기전

CRE는 carbapenemase를 생성하여 항생제를 가수분해시킴으로써 저항성
을 가진다. 효소의 작용부위에 따라 *Klebsiella pneumoniae* carbapenemase
(KPC)와 Metallo-β-lactamases (MBLs)로 나눌 수 있으며 New Delhi MBL
(NDM), Verona Integron-Encoded MBL (VIM), Imipenemase MBL (IMP)
등의 새로운 type의 MBL을 가진 CRE가 출현하고 있다.

5) *Acinetobacter baumannii*

(1) 분류: 그람음성, 비운동성, 구상 간균(*Coccobacilli*)

(2) *Acinetobacter* species는 토양, 물 등 주변 환경에 널리 존재하지만 중요한
병원균 중 하나인 *Acinetobacter baumannii*는 사람의 피부나 분변에서 주
로 발견된다. 입원 중인 중한 환자에서 폐렴이나 패혈증을 일으킬 수 있으
며 63%에서 carbapenem을 포함한 거의 모든 항생제에 내성을 가지고 있
어 문제가 된다.

(3) 주로 전투 중에 부상당한 군인에서 피부와 연부조직 감염을 일으키는
것으로 알려졌고 폐렴, 비뇨기계 감염, 뇌수막염을 일으키기도 하지만
Acinetobacter baumannii 감염 자체가 높은 치사율을 가지는지에 대해서는
보고된 바가 없어 상대적으로 저위험 병원균에 속한다. 중환자실 입원, 인
공호흡기의 사용, 광범위한 항생제의 사용이 *Acinetobacter* 감염의 위험인
자들이다.

(4) 내성기전

*Acinetobacter baumannii*은 본래 광범위한 내성기전을 가지고 있을뿐더러
외부로부터 plasmids나 transposon과 같은 유전물질을 효과적으로 받아들
여 새로운 내성기전의 획득이 굉장히 빠르다. β-lactamase나 aminoglycoside-
modifying enzyme 등을 생성하여 항생제를 무력화시키거나 penicillin-

binding protein, DNA gyrase 등 항생제 목표 부위를 변화시켜 친화도를 떨어뜨릴 수 있다. 또한 outer membrane 단백질을 변화시키거나 multidrug efflux pumps 등을 생성하여 항생제의 유입을 막는 등 다양한 종류의 내성 기전을 보유하고 있다.

References

1. Becker WK, Cioffi WG, McManus AT, et al. Fungal burn wound infection: a 10-year experience. Arch Surg 1991;126:44-8.

2. Bowler PG, Duerden BI, Armstrong DG. Wound microbiology and associated approaches to wound management. Clin Microbiol Rev 2001;14:244-69.

3. Bradford PA. Extended-spectrum β-lactamases in the 21st century: characterization, epidemiology, and detection of this important resistance threat. Clin Microbiol Rev 2001;14:933-51.

4. Capoor MR, Gupta S, Sarabahi S, et al. Epidemiological and clinico-mycological profile of fungal wound infection from largest burn centre in Asia. Mycoses 2012;55:181-8.

5. Centers for Disease Control and Prevention (CDC). Antibiotic resistance threats. 2013. https://www.cdc.gov/drugresistance/pdf/ar-threats-2013-508.pdf.

6. Cetinkaya Y, Falk P, Mayhall CG. Vancomycin-resistant Enterococci. Clin Microbiol Rev 2000;13:686-707.

7. Chambers HF. Methicillin resistance in Staphylococci: molecular and biochemical basis and clinical implications. Clin Microbiol Rev 1997;10:781-91.

8. Gupta N, Limbago BM, Patel JB, et al. Carbapenem-resistant Enterobacteriaceae: epidemiology and prevention. Clin Infect Dis 2011;53:60-7.

9. Harper M, Boyce JD, Adler B. Pasteurella multocida pathogenesis:125 years after Pasteur. FEMS Microbiol Lett 2006;265:1-10.

10. Kasper DL, Onderdonk AB, Polk BF, et al. Surface antigens as virulence factors in infection with Bacteroides fragilis. Rev Infect Dis 1979;1:278-90.

11. Lin SS, Lee CC, Jang TN. Soft tissue infection caused by rapid growing Mycobacterium following medical procedures: two case reports and literature review. Ann Dermatol 2014;26:236-40.

12. Lowy FD. Antimicrobial resistance: the example of Staphylococcus aureus. J Clin Invest 2003;111:1265-73.

13. Lyczak JB, Cannon CL, Pier GB. Establishment of Pseudomonas aeruginosa infection: lessons from a versatile opportunist. Microbes Infect 2000;2:1051-60.

14. Murillo J, Torres J, Bofill L, et al. Skin and wound infection by rapidly growing Mycobacteria. Arch Dermatol 2000;136:1347-52.

15. Murray BE. The life and times of the Enterococcus. Clin Microbiol Rev 1990;3:46-65.

16. Peleg AY, Seifert H, Paterson DL. Acinetobacter baumannii: emergence of a successful pathogen. Clin Microbiol Rev 2008;21:538-82.

17. Russo TA, Johnson JR. Medical and economic impact of extraintestinal infections due to Escherichia coli: focus on an increasingly important endemic problem. Microbes Infect 2003;5:449-56.

18. Stevens DL, Tweten RK, Awad MM, et al. Clostridial gas gangrene: evidence that α and θ toxins differentially modulate the immune response and induce acute tissue necrosis. J Infect Dis 1997;176:189-95.

19. Tenover FC. Mechanisms of antimicrobial resistance in bacteria. Am J Med 2006;119:S3-10.

20. Tortora GJ, Funke BR, Case CL. Microbiology: an introduction. 12th ed. Pearson. 2016.

창상감염
—
Wound Infection

Part II

Diagnosis

Signs and Symptoms

김현석

창상감염을 객관적으로 진단하고 증명하기 위한 다양하고 새로운 검사방법들이 꾸준히 연구 개발되고 있지만, 여전히 임상현장에서 가장 중요한 것은 창상이 감염되었음을 의심하고 인식할 수 있는 인지능력이다. 아무리 정밀하고 정확한 최신의 검사방법일지라도 비용과 시간을 고려할 때 모든 창상, 모든 대상자에게 무조건 적용할 수 없기 때문에, 고비용과 시간이 요구되는 검사가 필요하다는 임상현장에서의 판단이 무엇보다 중요하다.

이러한 임상적 추정진단은 기본적으로 환자 본인의 상태, 창상 및 그 주변 조직의 상태, 그리고 전신염증반응증후군(systemic inflammatory response syndrome, SIRS)이나 패혈증(sepsis) 등의 숙주반응(host response)을 파악하여 이를 토대로 이뤄진다. 많은 경우 창상감염의 원인은 하나가 아니라 다인성이며 여러 개의 위험인자가 누적되어 환자(host) 몸의 방어체계를 무너뜨렸을 때 발생하기 마련이다.

예를 들어, 정상적 생리조건 하에서 인체와 인체 표면의 상재균은 섬세한 균형을 이루며 서로에게 피해를 끼치지 않거나 오히려 상호이익적 관계를 유지하지만, 둘 사이의 균형을 무너뜨리는 상황이 발생하면 평상시에는 피해를 끼치지 않던 상재균이 감염을 일으킬 가능성이 높아질 수 있다. 피부의 창상을 통해 피부상재균이 피부가 아닌 새로운 체내환경으로 진입하게 되는 상황이 대표적인 경우에 해당된다. 체내의 새로운 환경으로 옮겨진 상재균은 새로운 환경에서 생존하기 위해 변하면서 인체와의 공생관계 대신 병원성 관계를 형성할 수 있는 것이다.

이때 인체의 면역기능이 정상적으로 작동한다면 창상감염으로 발전할 가능성이 줄어들지만, 체내로 침범한 상재균 이외에도 국소 조직관류(tissue perfusion) 저하나 괴사조직의 존재 등 인체의 다양한 병리생리학적 요소들이 감염의 내인성 위험요소로 작용할 수 있다. 신생아나 노인의 경우처럼 나이가 위험요소가 될 수도 있고, 운동 및 수면부족 같은 생활습관도 문제가 될 수 있다.

환자 개인 및 창상과 그 주변 환경의 여러 가지 특성들 하나하나가 이러한 위험인자로 작용하여 창상감염의 발생으로 이어질 수 있으므로, 창상 자체뿐 아니라 그 주변 환경과 환자 자신의 잠재적 위험인자들까지 포함한 포괄적인 평가를 통해 감염의 가능성을 판단하면 창상감염을 보다 일찍 발견하여 조기에 치료를 시작할 수 있을 것이다.

1. 창상감염의 위험요소(risk factors)

1) 환자 개인의 특성
- 혈당이 잘 조절되지 않는 당뇨병 환자: 포식작용(phagocytosis)을 비롯한 세포면역기능이 저하됨
- 최근 수술을 받은 이력이 있는 환자
- 방사선치료 또는 항암치료 중인 환자
- 빈혈, 심장질환, 호흡기질환, 혈관질환, 신장기능저하, 류마티스 관절염, 쇼크 등 저산소증이나 조직관류 저하가 유발되는 상태의 환자: 산소와 영양분 및 면역세포의 공급이 저하됨
- 후천성면역결핍증 등 면역체계이상이 있거나 스테로이드 등 면역억제제를 투여 중인 환자
- 예방적 항생제를 적절히 투여받지 못한 환자
- 영양결핍 환자(특히 단백질 결핍)
- 음주, 흡연, 마약남용 중인 환자

2) 창상 자체의 특성

- 오염되거나 지저분한 창상(그림 5-1)
- 외상 후 처치와 치료가 지연된 창상
- 수상 후 4시간 이상이 경과한 관통창(penetrating wound)
- 수술 시간이 오래 걸린 경우, 수술 중 수혈을 한 경우, 수술 중 저체온증이 발생한 경우, 수술 전 면도를 하는 등의 부적절한 제모를 한 경우의 수술 부위 창상
- 발생한 지 오래된 만성창상
- 범위가 넓거나 깊이가 깊은 만성창상
- 회음부나 천골부 등 위장관 유출물과 접촉하거나 구강처럼 오염을 일으킬 가능성이 높은 해부학적 구조물 부근에 위치한 창상(그림 5-2)
- 드레인이나 봉합사, 인공골, 고정장치 등의 이물질이 잔류하는 창상(그림 5-3)
- 혈종 또는 괴사조직이 내부에 존재하는 창상: 세균 증식에 유리한 환경을 형성함
- 지나치게 습윤하거나 삼출물이 많은 환경의 창상

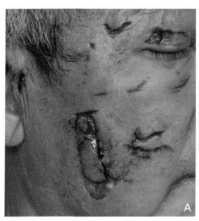
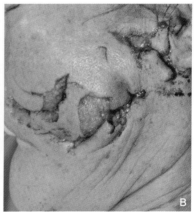

그림 5-1

사람(A) 또는 동물(B)에게 물린 교상(bite wound)은 대표적인 오염창상으로 구강 내의 다양한 상재 균들이 직접 조직 내에 접종(inoculation)된다.

3) 환자 및 창상 환경의 특성

- 입원 환경: 항생제 내성균에의 노출 증가
- 손 위생이나 무균기술(aseptic technique)이 적절히 유지되지 않는 환경
- 먼지, 곰팡이 등으로 인해 비위생적인 환경
- 습기와 삼출물 및 부종(edema)이 적절히 관리되지 않는 환경

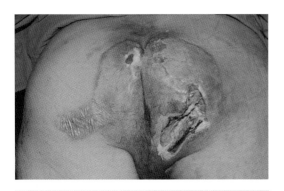

그림 5-2

회음부나 천골부 창상은 항문과 바로 인접한 부위라는 특성 때문에 분변에 쉽게 오염될 수 있다.

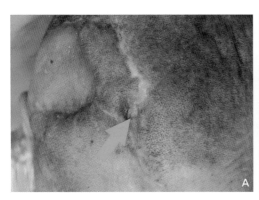 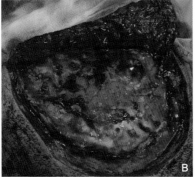

그림 5-3

치료를 위한 목적으로 삽입된 봉합사나 인공골, 골 고정장치(osteosynthesis)도 이물질로서 창상을 감염에 취약하게 만드는 요인이 될 수 있다.

A. Cranioplasty 부위의 cement가 노출되어서 유리피판술로 한 차례 덮었으나 피판으로 덮은 부위 옆 다른 곳 (화살표)에서 다시 cement가 노출되었다

B. Cement 자체가 감염원으로 작용하고 있다는 판단 하에 cranioplasty material 전체를 제거하자 dura mater 상부의 광범위한 감염소견이 확인되었다

- 창상 부위에의 압력이 적절히 제거(off-loading)되지 않는 환경
- 부적절한 드레싱 제거 등으로 인해 창상부위에 외상이 지속 반복되는 환경

2. 국소감염(local infection) 관련 징후와 증상

앞서 기술한 창상감염의 위험요소들에 이어서 실제 창상감염 시 나타날 수 있는 징후와 증상들을 각각 local infection(국소감염), spreading infection 그리고 systemic infection(전신감염)의 경우로 나누어서 살펴보고자 한다.

수술이나 외상으로 인한 창상을 포함하여, 기본적으로 건강한 환자에게 발생한 급성창상에서의 감염은 경험이 웬만큼 있는 임상의료진의 어렵지 않게 알아볼 수 있다. 보통 '감염'이라고 하면 쉽게 연상되는 화농분비물(purulent discharge)이나 홍반(erythema)처럼 전통적이고 뚜렷한(overt) 징후와 증상들이 발현되기 때문이다.

흔히 '염증의 4가지 주요증상(cardinal signs)'으로도 불리는 열감, 홍반(erythema), 부종(edema)과 통증은 이미 2,000년 전 고대 로마의 의학저술가 아우렐리우스 코넬리우스 켈수스(Aurelius Cornelius Celsus)가 calor (heat), rubor (redness), tumor (swelling), dolor (pain)의 'Celsus tetrad'로 정립한 바가 있을 정도로 일찍부터 알려져 있던 증상들이다. 여기에 더해 19세기에 독일의 병리학자 루돌프 피르호(Rudolph Virchow)가 다섯 번째 징후인 기능저하(function laesa, loss of function)까지 추가함으로써(2세기 로마제국의 의사 갈렌이 추가하였다는 주장도 있음) 급성 염증의 다섯 가지 주요 증상이 완성되었다.

물론 염증소견이 곧 감염을 의미하는 것은 아니다. 예를 들어, 창상치유의 염증기(inflammatory phase)에 고착된 만성창상은 만성 염증소견을 보일 수 있고 이는 실제 감염으로 인해 만성화된 것일 수도 있지만, 감염이 없이도 이러한 만성 염증소견이 나타날 수도 있다. 또한 급성창상 가운데서도 괴저농피증(pyoderma gangrenosum)이나 혈관염(vasculitis)으로 인한 창상은 감염 없이도 상당한 염증

소견을 보이는 예외에 해당된다.

감염의 증상은 창상의 종류 및 발생원인 그리고 감염의 형태에 따라 달라질 수 있다. 급성 염증의 주요증상이 급성창상의 감염을 시사하는 대표적인 소견이기는 하지만, 이런 감염의 뚜렷한 징후와 증상들이 감염의 초기부터 항상 나타나는 것은 아니다. 또한 만성창상이나 면역이 억제된 환자에서는 감염의 초기 이후에도 이런 주요증상이 겉으로 잘 드러나지 않는 경향이 있다. 만성화된 창상일수록 치료가 난해하고 그만큼 감염의 조기발견 및 치료가 중요하기에, 이러한 경우에는 더 모호하고 뚜렷하지 않은(covert) 징후와 증상들을 통해 감염을 인지할 수 있어야 한다.

1) 국소 창상감염의 뚜렷한(overt) 징후와 증상

(1) 병태생리학

감염을 일으키는 미생물의 침범을 포함해서 조직에 손상이 발생하면 이로 인해 염증반응(inflammatory response)이 일어나게 된다. 이 염증반응은 크게 두 가지 요소로 나눌 수 있는데 전자는 혈관확장 및 모세혈관 투과성 증가이고 후자는 백혈구의 침윤이 해당된다.

① 혈관확장(vasodilation) 및 모세혈관 투과성(capillary permeability) 증가

혈관의 확장과 투과성 증대를 유발하는 염증 관련 전달물질로는 histamine 과 serotonin, leukotriene B4, prostaglandin E2 등을 들 수 있다. 이들의 효과로 인해 염증의 주요증상들이 일어나게 된다. 세동맥과 세정맥 그리고 모세혈관들이 확장되면서 혈관들이 울혈되어 홍반과 열감이 나타난다. 모세혈관의 투과성이 증대되면서 혈관 내(intravascular space) 혈장 등의 fluid와 세포들이 삼출물로서 스며나가 주변 조직에 침윤되면서 부종이 발생한다.

통증은 조직에 생긴 부종으로 인해 무수신경섬유말단(unmyelinated nerve fiber ending)이 압박됨으로써 발생하는데, 그 외에도 혈장에서 유래된 bradykinin 등의 염증 관련 전달물질 일부가 활성화되어 이러한 신경말단에

직접 작용하여 통증을 유발하기도 한다. 기능저하는 조직부종으로 인한 물리적 장해 및 통증에 대한 신경학적 반사작용의 결과 나타나게 된다.

② 백혈구 침윤(leukocyte infiltration)

염증반응이 일어나는 조직에 침윤되는 fluid와 세포 가운데에는 국소적 화학쏠림인자(chemotactic factor)의 작용으로 염증현장에 모여드는 백혈구(leukocyte), 특히 중성구(neutrophil)들도 다수 포함되어 있다. 이 중성구들은 침투한 미생물과 조직파편(debris)을 포식(phagocytosis)하고 lysosomal enzyme을 이용해 이들을 분해하며, 이 과정에서 분해과정의 찌꺼기와 lysosomal enzyme들을 밖으로 배출하기도 한다.

중성구에서 분비되고 배출된 lysosomal enzyme들은 침입한 미생물과 debris뿐 아니라 주변의 정상조직에도 손상을 입혀 액화괴사(liquefaction necrosis)를 유발할 수 있다. 이러한 활동의 결과 누적된 debris와 죽은 중성구 등이 모여 흔히 고름(pus), 즉 화농삼출물(purulent exudate)이라 부르는 액체를 형성한다(그림 5-4).

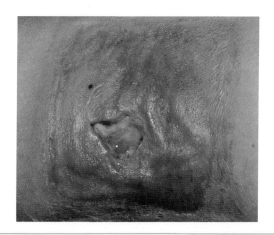

그림 5-4
고름은 감염 또는 염증에 대한 백혈구들의 반응으로 만들어지는 삼출물의 일종이다. *Staphylococcus*를 비롯한 특정 세균들은 감염 시 exotoxin을 분비함으로써 조직손상과 세포괴사를 촉진시켜 고름을 더 형성하기도 한다.

(2) 징후와 증상

- 홍반, 부종: 심한 감염일 경우에는 홍반, 부종과 함께 주변 피부에 소포
(vesicle), 농포(pustule) 또는 궤양이나 괴사까지 동반될 수 있다. 여기에
더해 촉진했을 때 파동(fluctuation)이 느껴진다면 화농삼출물이 고인 농양
등의 존재를 예상할 수 있다(그림 5-5). 한편 정맥성궤양(venous ulcer)에 흔히
동반되는 지방피부경화증(lipodermatosclerosis)과 hemosiderin 색소침착
은 궤양 주변의 피부색을 적갈색이나 진갈색으로 변모시켜 홍반을 숨길 수
있으므로 주의해야 한다(그림 5-6).

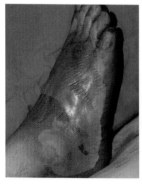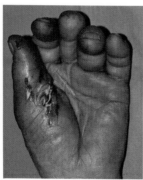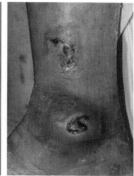

그림 5-5

홍반과 부종, 열감과 통증은 전통적으로 창상감염을 시사하는 뚜렷한 증상이며, 촉진 시 fluctuation이 느껴진다면 고름 등의 액체가 고여 있을 가능성이 높다.

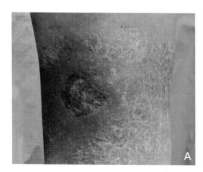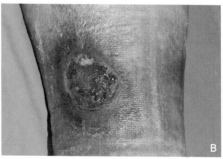

그림 5-6

정맥성궤양은 hemosiderin 색소침착 및 지방피부경화증으로 인해 창상 주변부위가 적갈색(A)이나 진갈색(B)으로 변색되는 경우가 많아, 감염이 발생해도 홍반이 눈에 띄지 않을 수 있다.

- 국소 열감: 창상 주변 피부와 대조부위 피부 사이의 온도 차이가 2 ℃를 초과할 때 감염을 시사한다.
- 화농분비물(purulent discharge): 새로 생긴 창상에서는 일반적으로 삼출물이 나오게 마련이다. 장액(serum)과 백혈구 및 창상의 debris가 함께 배출되는 이 분비물은 창상이 크고 깊을수록 대개 양도 많으며, 정상적으로 창상이 치유되어가면서 양이 줄어들게 된다. 반대로 감염이 발생했을 경우에는 삼출물의 양이 증가하기 쉽지만, 양뿐 아니라 색과 농도 그리고 냄새도 함께 확인해야 한다.

  황색의 맑은 분비물은 보통 정상적인 삼출물이라고 여겨지지만, *Staphylococcus aureus* 같은 세균으로 인한 감염에서도 발생할 수 있다. 특히 맑은 장액삼출물(serous exudate)이 있으면서 임상적으로 다른 염증 소견을 보인다면 감염을 의심해야 한다. 녹색이나 푸른색의 삼물출은 *Pseudomonas aeruginosa*에 의한 감염을 시사할 수 있다. 끈적거리고 탁한 삼출물은 감염이나 염증반응으로 인해 단백질 성분이나 괴사조직이 많이 섞여 나온 것일 수도 있지만 장관루(enteric fistula)의 존재로 인한 결과일 수도 있고, 드레싱 등의 국소처치로 인한 잔류물로 인해 발생할 수도 있다. 대표적으로 hydrocolloid 드레싱 사용 시 발생하는 gel이 색과 점도 그리고 냄새 때문에 감염 증상으로 오인되기 쉽다(그림 5-7).

  물론 장액농성(seropurulent) 또는 혈농성(hemopurulent) 분비물을 포함한 화농성(suppurative) 분비물은 미생물이 침투한 부위에서 조직이 액화된 결과물인 만큼 창상감염의 가장 대표적인 징후라고 할 수 있다. 이런 고름은 노란색, 녹색 또는 회색 색조를 띨 수 있으며 경험이 부족한 임상의료진은 이를 정상적인 창상삼출물 또는 slough로 착각할 수도 있다. 마찬가지로 분비물에서 악취가 날 경우 세균증식 및 감염, 괴사로 인한 것일 수도 있지만 sinus나 요로루(urinary fistula)를 시사할 수도 있다.
- 새로 발생하거나 증대되는 통증: 창상 자체로 인한 예상할만한 통증과 다르게 욱신거리거나 지끈거리는 양상의 통증은 염증반응으로 인해 조직에 fluid가 차면서 압력이 상승하여 발생할 수 있다. 감염을 일으킨 미생물이

분비하는 독소나 수소이온 역시 통증을 일으킬 수 있으며, 감염이 의심되는 창상부위를 면봉 등으로 가볍게 눌러서 확인할 수 있다. 반면 3도 화상처럼 통증을 느끼거나 전달할 신경들이 손상 및 파괴된 경우에는 통증을 감염의 징표로 활용하기 어려워진다.

- 악취: 창상에서 나는 냄새도 감염을 판단하는 데 도움이 된다. 건강하고 깨끗한 창상은 신선한 피 냄새와 사뭇 비슷한, 엷지만 불쾌하지는 않은 냄새가 난다. *Staphylococcus*나 *Streptococcus* 등의 일부 산소성(aerobic) 세균들에 의한 감염에서는 이 냄새가 악취로 바뀌지 않는다. 그람음성 세균으로 인한 감염은 대개 특유의 불쾌한 냄새를 풍기지만 심하게 고약한 정도까지는 아니다. 혐기성(anaerobic) 세균 감염은 흔히 매캐하거나 썩는 듯한 고약한 악취를 동반한다. 괴사조직이 포함된 창상에서는 부패가 진행되면서 혐기성 세균과 *Proteus* 같은 그람음성 세균이 혼재된 감염으로 인해 더 강렬하고 역겨운 악취가 날 수 있다.

- 물론 창상을 치료하기 위해 투여한 약품 등으로 인해서 냄새가 나거나 바뀔 수도 있으므로 이에 주의해야 한다. 대표적인 예로, 창상에 대한 경험이 적은 임상의료진은 드레싱에 사용된 포비돈 요오드의 냄새를 창상감염의 징후로 착각하는 경우가 종종 있다. 반대로 활성탄(charcoal)을 함유한 드레싱이나 metronidazole powder는 창상의 악취를 억제하기 위한 목적으로 사용되므로 악취를 숨길 수 있다.

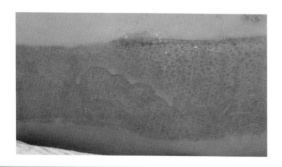

그림 5-7

Hydrocolloid 드레싱은 체액에 닿으면 끈적거리는 탁한 색조의 gel을 형성하는데 그 모습과 특유의 냄새 때문에 화농성 분비물을 비롯한 감염의 증상으로 오인될 수 있다.

2) 국소 창상감염의 모호한(covert) 징후와 증상

- Hypergranulation: 육아조직이 창상의 변연을 넘어 과도하게 증식된 상태로 창상감염, biofilm 등으로 염증반응이 지속될 때 발생하는 것으로 추정된다. 삼출물의 양이 증가하거나 밀폐드레싱을 사용하는 등 창상의 환경이 지나치게 습윤하게 유지될 경우 또는 장루 주변에서도 흔히 발생한다. Hypergranulation을 유발한 염증이나 감염 이외에도 hypergranulation 자체가 정상적인 상피화의 진로를 물리적으로 방해하여 창상치유를 지연시킬 수 있다(그림 5-8).

- Friable granulation: 밝은 붉은색 또는 분홍색에 가까운 육아조직이 작은 자극에도 잘 부스러지고(friable), 가벼운 압력만 가해도 출혈이 발생하는 소견은 감염을 시사한다. 경우에 따라서는 아무런 외부 자극 없이도 출혈이 생기기도 한다. Hypergranulation에 동반되어 나타나기도 하는 이러한 friable granulation은 일반적인 육아조직에 비해 부드럽고 말캉말캉하며 반투명한 색상에 젤라틴 같은 질감을 띤다(그림 5-9).

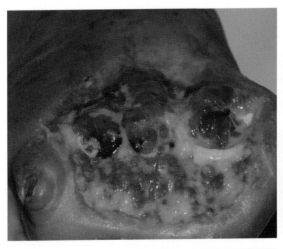

그림 5-8
육아조직의 폭이나 높이가 창상의 경계를 초월하여 형성된 hyper-granulation은 감염을 의미할 수 있다.

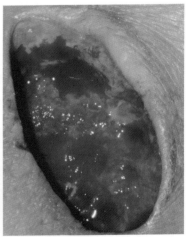

그림 5-9
분홍색 또는 붉은색 젤리 같은 질감의 잘 부스러지고 쉽게 피가 나는 friable granulation 역시 국소적 감염의 흔한 소견이다.

- Bridging/pocketing of granulation tissue or epithelium: 창상 내부에서 육아조직이 전방위적으로 골고루 차오르지 못하고 창상의 기저부위에 사강(dead space) 같은 빈 공간을 남겨두고 그 주변으로만 형성되거나(pocketing) 일부 부위에서만 육아조직의 가교를 형성하는(bridging) 소견은 세균 등의 국소적인 감염으로 인해 해당 부위에만 정상적으로 육아조직이 생성되지 못함으로써 발생한다. Pocketing은 모저동(pilonidal sinus)을 절제해낸 후 이차치유(secondary intention healing)시키려는 창상이 감염되었을 때 나타날 수 있다. Bridging은 육아조직뿐 아니라 상피화 과정에서도 발생할 수 있으며, 창상 면적 전체가 상피화되어 덮이고 치유가 완료된 것처럼 보여도 상피화된 부분이 엷은 보라색을 띠면서 작은 자극에도 파손되는 허약함을 보인다면 의심해봐야 한다. 상피의 bridging이 발생한 창상은 조기 창상열개(early wound breakdown)가 일어나기 쉽다(그림 5-10).
- 변색(discoloration): 창상 표면 및 육아조직의 변색은 감염을 시사하는 경우가 많다. 육아조직의 표면이 윤기가 떨어지고 탁한 황회색 같은 색조에 부분부분 녹색으로 변색되어 있는 것이 대표적인 소견이라 할 수 있다. 하얀색, 노란색, 갈색 또는 회색으로 창상 표면을 덮는 slough는 fibrin, collagen 그리고 백혈구와 세균 등으로 구성된 염증의 부산물로서 특히 증가할 경우 감염을 시사할 수 있다. 물론 창상 표면의 색을 관찰할 때에는 창상 자체의 변색인지, 분비물이나 드레싱 제제로 인해 색이 변한 것처럼 보이는 것인지 확인해야 한다(그림 5-11).
- *Bacteroides fragilis*이나 혐기성 *Streptococcus* 등의 혐기균 감염은 육아조직의 색을 어둡고 탁한 적색으로 변모시켜 찌무룩한 인상을 줄 수 있다. *Pseudomonas*에 의한 감염은 흔히 녹색이나 푸른색을 띠며 형광을 내기도 한다. 허혈과 괴사로 인해 mummification된 창상, 감염 없이 가피(eschar)가 형성된 창상, 그리고 건(tendon)이나 근막(fascia)이 건막 없이 노출되면서 황갈색으로 말라가는 경우는 감염과 구별되어야 한다(그림 5-12).
- 창상치유 과정의 비정상적 지연: 경험이 많은 임상의료진은 대개의 급성

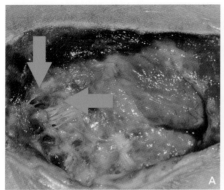
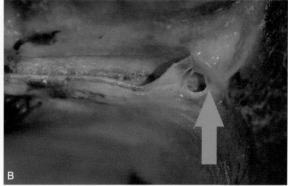
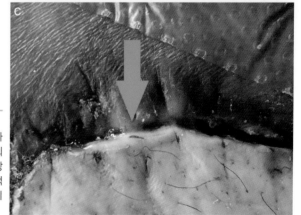

그림 5-10

창상 전체가 아물지 않고 일부에서만 육아조직(A)이나 상피(B)의 가교가 형성(bridging)되는 소견은 가교 이외의 부분에 감염의 pocket이 존재함을 나타낸다. 절개창이나 열상, 봉합부위가 살짝 벌어진 상태에서 연보라색으로 얇게 상피화된 경우(C)도 wound breakdown이 쉽게 일어나며 국소감염을 의심해야 한다.

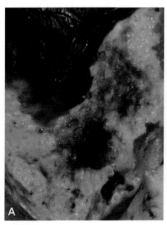
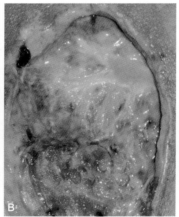
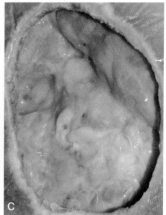

그림 5-11

창상 표면이 녹색(A)이나 황회색(B) 등으로 변색되는 경우, 다량의 노란색 또는 갈색 slough(C)로 덮이는 경우에도 감염을 의심해야 한다.

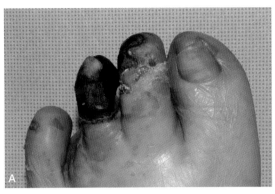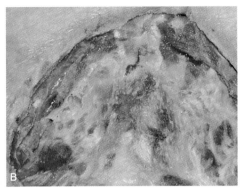

그림 5-12

건성괴저(dry gangrene)로 까맣게 변색되거나(A), 황갈색의 가피가 형성된 경우는 감염 없이 변색이 발생할 수 있다. 창상의 기저부에 건이나 근막이 노출되어 desiccate되는 경우(B) 역시 감염으로 착각하기 쉽다.

창상이 치유될 때까지 걸릴 기간을 어느 정도 예측할 수 있다. 창상의 치유 과정이 별다른 눈에 띄는 이유 없이 예상했던 기간보다 길어질 경우는 감염을 의심할 수 있지만, 환자가 영양상태가 좋지 못하거나 당뇨병 환자일 경우, 스테로이드나 비스테로이드성항염증약물(non-steroidal anti-inflammatory drugs, NSAIDs)을 투여 받고 있는 경우 등도 원인이 될 수 있다.

- 창상열개(wound breakdown), 위성병소(satellite lesion): 아물어가던 창상이 다시 파열되고 벌어지거나(wound breakdown, dehiscence) 크기가 더 커지는 경우, 환자가 창상 부위를 과도하게 움직이거나 압박을 가하는 등의 외적 요인이 없었다면 감염을 의심해봐야 한다. 이런 변화는 창상 내의 미생물들이 활발히 증식하면서 세포를 파괴하거나 collagen의 정렬 구조를 변조시킴으로써 이미 생성된 조직을 약화시켜서 발생할 수 있다. 경우에 따라서는 기존의 창상이 아닌 주변부위에 새로운 위성병소가 발생하기도 한다.

- 허혈성 조직괴사: 감염으로 인한 염증반응으로 해부학적 구획 내의 압력이 모세혈관압(capillary pressure)을 넘어설 경우 microcirculation이 차단되어 허혈에 따른 조직괴사가 발생할 수 있다. 그 외에 감염으로 인해 증가된 대사요구량(metabolic demand) 및 감염성혈관염(septic vasculitis)으로 인해 감

소된 cutaneous circulation이 함께 작용하여 조직의 허혈성 괴사가 촉진될 수도 있다. 창상 및 주변부의 연부조직이 검푸른색이나 보라색 빛깔을 띠면서 점차적으로 어두워져 가고 괴사가 진행되는 이런 소견은 주로 상지나 하지의 감염창상에서 관찰되며 특히 처음부터 허혈상태에 있던 당뇨족이나 동맥성하지궤양(arterial leg ulcer)에서 쉽게 볼 수 있다.

3. Spreading infection 관련 징후와 증상

감염이 원래의 창상을 벗어나 주변조직으로 더 멀리 전파되고 퍼질 때의 증상은 대개 국소감염에서 전신감염으로 이행하는 과정을 반영하고 있다. 물론 그렇다고 해서 spreading infection에서 국소감염의 징후와 증상이 나타나지 않은 것은 아니고, 동일한 소견들이 주변부로 퍼지는 것에 동반되어서 감염이 심부조직 및 근막과 근육, 장기나 체강(body cavity)을 침범함으로써 추가로 아래와 같은 징후들이 나타날 수 있다.

- 창상의 변연을 넘어서는 홍반과 경화(induration)
- 통증의 증가
- 위성병소
- 림프관염(lymphangitis), 림프선염(lymph gland inflammation): 감염이 림프관을 따라 근위부로 퍼지면서 림프관의 주행에 홍반 등의 염증소견이 나타날 수 있고 감염된 창상부위 근위부의 림프선이 부어 오르는 등의 림프선염 증상이 발생하기도 한다(그림 5-13).
- 마찰음(crepitus): *Clostridium perfringens* 등으로 대표되는 일부 혐기균 감염 시 피하에서 가스가 생성되는 가스괴저(gas gangrene)에 따르는 피하공기증(subcutaneous emphysema)으로 인해 감염된 부위를 누르면 마찰음을 느낄 수 있다.

- 식욕저하, 권태감(malaise)과 무기력함(lethargy), 비특이적 전신상태저하 (general deterioration)

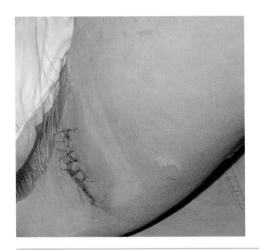

그림 5 – 13

림프관염은 외적으로 정맥염(phlebitis)이나 혈전정맥염(thrombophlebitis)과 유사하게 림프관의 주행을 따라 근위부로 이어지는 붉은 띠(red streak) 같은 소견을 보일 수 있다.

4. 전신감염(systemic infection) 관련 징후와 증상

전신감염으로까지 이행된 창상감염은 감염원인 미생물들이 혈관이나 림프관을 통해 온몸으로 퍼지면서 글자 그대로 전신에 영향을 미친다. 발열, 빈맥(tachycardia), 빈호흡(tachypnea) 같은 전신염증반응증후군(SIRS) 증세뿐 아니라 더 심각하고 치명적인 소견까지 진행될 수 있다.

- 전신염증반응증후군(SIRS)
- 패혈증(sepsis)
- 패혈성 쇼크(septic shock)
- 장기부전(organ failure)
- 사망

References

1. Bowler PG. Wound pathophysiology, infection and therapeutic options. Ann Med 2002;34:419-27.

2. Cutting KF, Harding KG. Criteria for identifying wound infection. J Wound Care 1994;3:198-201.

3. Cutting KF, White R. Defined and refined: criteria for identifying wound infection revisited. Br J Community Nurs 2004;9:S6-15.

4. European Wound Management Association (EWMA). Position Document: Identifying criteria for wound infection. London: MEP Ltd. p 2-8, 2005.

5. Hengstberger-Sims C, Forber J. Infectious disease and health breakdown. In: Chang EML, Daly J, Elliot D. Pathophysiology applied to nursing practice. Marrickville: Elsevier Australia; 2006:21-48.

6. International Wound Infection Institute (IWII). Wound infection in clinical practice: principles of best practice. Wounds International 2016:4-11.

7. Lipsky BA, Aragón-Sánchez J, Diggle M, et al. IWGDF guidance on the diagnosis and management of foot infections in persons with diabetes. Diabetes Metab Res Rev 2016;32 Suppl 1:45-74.

8. Sibbald RG, Orsted H, Schultz GS, et al. Preparing the wound bed 2003: focus on infection and inflammation. Ostomy Wound Manage 2003;49:24-51.

9. Young L. Identifying infection in chronic wounds. Wound Practice & Research: Journal of the Australian Wound Management Association 2012;20:38-44.

Blood Tests and Biomarker Tests

박정수

창상감염 진단에 있어 혈액검사는 감염균 자체를 직접 검출하는 것이 아니라 감염에 따른 신체반응으로 나타나는 혈액 지표의 변화를 통해 감염상태를 간접적으로 진단한다. 이러한 검사의 장점은 대개 높은 민감도로 감염상태를 진단할 수 있다. 이뿐만 아니라 배양검사보다 검사시간이 짧고, 조직검사에 비해서는 비침습적이라 할 수 있다. 그러나 이런 검사들은 대개 감염상태 이외에도 염증, 약물 복용, 생리적 상태(임신, 생리 등)에 의해서도 결과가 변화하여 감염에 특이적이지 않다는 한계점 또한 존재한다. 더구나 감염 중에서도 창상감염에 특이적인 검사는 매우 제한적이다. 또한 감염균의 종류나 양(burden), 감염의 정도를 반영하는 검사는 거의 없는 것이 오늘날의 현실이다. 이를 극복하기 위해 최근에는 창상 자체에서 생물표지자를 검사하는 여러 방법들이 개발되고 있다. 이 장에서는 창상감염 진단에 있어 현재 적용 가능한 혈액검사들과 개발 중인 생물표지자 검사들에 대해서 살펴보겠다.

1. 혈액검사(blood tests)

1) 백혈구(white blood cell, WBC) 수

백혈구(white blood cell, WBC)는 크게 과립구(granulocyte), 림프구(lymphocyte),

단구(monocyte)로 분류된다. 과립구란 세포질에 특징적인 과립을 갖는 중성구 (neutrophil), 호산구(eosinophil), 호염기구(basophil)를 통칭하는 명칭이다. 이 세 포들은 골수에서 만들어지고 혈액을 거쳐 전신조직에 분포하며 골수에서 골수아구, 전골수구, 골수구, 후골수구, 간상구(band form), 분엽구 단계를 거쳐 성숙한다. 급성화농성 세균감염에서 백혈구 수는 μL당 15,000개 이상(leukocytosis)으로 상 승할 수 있고 과립구가 80% 이상이며 간상구의 관찰 빈도가 높아진다(좌방 이동; left shift). 한편, 조직괴사와 무균성염증(sterile inflammation)에서는 과립구가 약 간 증가하는 정도에 그칠 수도 있다. 이와 달리 만성염증에서는 백혈구 수치가 정 상일 수 있으며, 단구증가(monocytosis)만 보일 수도 있다.

2) 적혈구침강속도(erythrocyte sedimentation rate, ESR)

적혈구침강속도(erythrocyte sedimentation rate, ESR)는 체내에 존재하는 염 증의 정도를 간접적으로 측정하는 방법이다. 이 검사는 길고 얇은 수직관에 혈액 검체를 떨어뜨려서 실제로 적혈구가 침강되는 속도를 측정한다. 결과는 한 시간 후에 관의 상단부에 있는 투명한 혈장의 길이를 밀리미터(mL) 단위로 보고한다. 보통, 적혈구는 천천히 침강하여 투명한 혈장을 거의 남기지 않는다. 비정상 단백 이나 섬유소원, 면역글로불린 등과 같은 급성기반응물질(acute phase reactant)로 불리는 단백의 혈중 농도가 증가하면 적혈구를 더 빨리 침강하게 만들고 ESR이 증가하게 된다. ESR은 염증이 시작되고 24시간 후에 증가하며, 세균감염에 비해 바이러스감염에서 민감도가 더 낮다. 혈액검체를 채취하는 용기는 구연산 튜브 (citrate tube; 보통 검은색 마개)이며 혈액 1.6 mL, 3.8% 구연산 0.4 mL의 부피 를 맞춰야 한다. 구연산의 비율이 높아지면 ESR이 증가하고, 구연산의 비율이 낮 아지면 ESR은 감소하게 된다. 검사는 검체 채취 2시간 이내에 실시해야 하며, 검 사 시간(1시간)을 준수해야 한다. 검사 온도는 실온이며 18 ℃보다 낮으면 ESR이 감소하고, 24 ℃보다 높으면 급격히 증가하여 27 ℃가 되면 2배가 된다. 참조범 위는 남성에서 시간당 10 mm/h 미만, 여성에서 시간당 15 mm/h 미만이다. 결 과에 영향을 미치는 요소로 여성에서 생리 직전이나 임신 중일 경우 ESR이 높아진다. 빈혈이 있는 경우 증가할 수 있으며, 적혈구 이상(지중해빈혈 등)에서 감소할 수 있다. 비스테로이드성항염증약물(non-steroidal anti-inflammatory drugs, NSAIDs), 코티솔, 피임약 복용 시에 증가할 수 있다.

3) C-reactive protein (CRP)

C-reactive protein (CRP)은 감염이나 염증의 시작 후 수 시간 내 cytokine (interleukin-1, interleukin-6)에 대한 반응으로 간에서 만들어지고 혈류로 분비되는 물질인 급성기 반응물질이다. 폐렴구균 세포벽의 C다당체(polysaccharide) 부위에 반응한다. 그 역할은 내인성 혹은 외인성 리간드(ligand)와 결합하여 옵소닌 작용(opsonization)을 촉진하는 것이다. 내인성 리간드로는 괴사된 세포, 세포조각 등이 있으며, 외인성 리간드는 세균, 진균, 기생충 등이다. 또한 포식작용 (phagocytosis)을 촉진하고, 림프구의 Fc 수용체에 결합하여 보체를 활성화한다. CRP는 보통 혈청검체를 면역학적 방법으로 검사하여 측정한다. hsCRP (high-sensitivity CRP)는 좀 더 민감한 방법으로 측정하는 것으로 주로 심장이나 심혈관 질환 진단에 사용된다. 참조범위는 5 μg/mL 이하이다. 단위의 경우 일부 기관에서 mg/dL를 사용하기도 하나 보통은 μg/mL이나 mg/L를 사용하는 경우가 많다.

CRP는 심장발작, 패혈증 및 외과적 처치 후에 농도가 증가한다. 특히 세균감염 시에 그 농도의 급격한 증가를 보인다. 그 증가가 통증, 열 또는 다른 임상적 지표에 선행할 수 있다. CRP의 농도는 염증에 대한 반응으로 1,000배까지도 증가할 수 있으며 질환 활성도를 감시하는 데 있어 가치가 있다. CRP 농도는 피임약 복용이나 호르몬 대체요법(에스트로겐), 임신 후기, 비만에서 증가할 수 있다. 그림 6-1을 보면 CRP는 염증 시에 ESR 변화보다 먼저 나타나고, 먼저 사라진다. 따라서 일반적으로 CRP는 급성감염 진단에 있어 ESR보다 유용하다. 단, 만성감염 진단 시에는 ESR이 CRP보다 민감하게 증가할 수 있지만, ESR이 감염 외에도 다양한 염증 시에 증가할 수 있어 위양성률이 높다는 한계점이 있다.

CRP 수치의 변화는 세균감염 같은 자극의 유무에 따라 24~48시간 내에 일어난다. Larsson 등(1992)에 따르면 수술 후 CRP는 예방적 항균제 치료나 항염증 약물치료에 영향을 받지 않는다고 하며, 이는 CRP가 약물치료에 직접 영향을 받기보다는 인체 내의 유의미한 자극에 반응함을 의미한다. 즉, 감염에 의해 증가된 CRP 수치가 효과적인 항균제 치료에 따라 감소한다는 것이다. 물론 CRP는 염증의 비특이적 표지자이기 때문에 창상감염의 진단적표지자로서의 의미는 각 환자가 가지는 다른 염증병변의 유무에 따라 제한적일 수밖에 없다. 그 예로, Blomgren 등(2001)은 정맥질환과 관련된 혈관손상에서는 CRP 수치의 증가가 없었다고 한다. Kingsley 등(2008)은 창상을 집락화(colonization), 중증집락화(critical colonization), 국소감염(local infection), spreading infection으로 나눌 때 CRP는 모든 유형의 창상에서 증가되어 있었으나, 다른 유형의 창상끼리 비교할 때 spreading infection에서만 통계적으로 유의하게 더 높았다고 한다. Neumaier 등(2008)은 다양한 수술 후 창상에서 CRP 수치를 조사하여 수술 후 4일째 96 mg/L 이상이면 심부 창상감염으로 진단되는 경우가 통계적으로 유의하게 많았다고 보고했다.

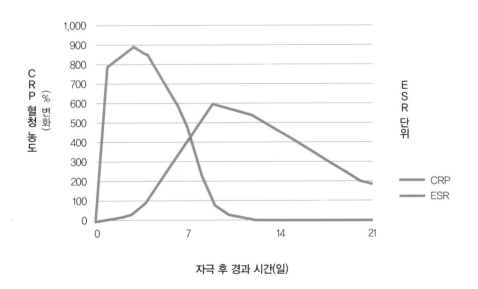

그림 6-1 염증반응에서 CRP와 ESR의 증감 양상

4) Procalcitonin (PCT)

PCT는 갑상선 호르몬인 calcitonin의 전구체물질로 갑상선의 C-세포에서 정상적으로 생산되며 혈액 내 낮은 수치로 존재한다. 그러나 강한 스트레스, 특히 전신 세균감염(패혈증)에 의한 자극 시 소장이나 폐에서도 생산된다. 패혈증과 같은 증상을 보이는 바이러스성 감염에서는 크게 증가되지 않는다. 측정은 혈청검체로 하며 염증반응에서 CRP보다 더 조기에 증가하는 표지자이다. 참조범위는 0.5 μg/L 이하이다. 단위는 기관에 따라 ng/mL로 보고하는 경우도 있다. 증상이 심한 환자에서 PCT 수치가 낮은 것은 패혈증 위험도가 낮음을 나타낸다. 전신감염이 시작된 지 6시간 이내, 또는 아직 전신으로 진행하지 않은 국소감염에서도 낮은 수치가 나타난다. 높은 수치는 패혈증의 가능성이 높고, 그 원인이 세균성임을 의미한다. 중등도의 증가는 비감염상태나 초기감염에서 나타날 수 있으므로 다른 결과와 함께 주의 깊게 검토해야 한다. 심한 세균감염으로 치료받는 환자에서 PCT 수치의 감소는 치료에 대해서 반응이 있음을 의미한다.

5) Interleukin (IL)-6

IL-6 검사는 interleukin 검사로는 유일하게 현재 건강보험 요양급여 대상(선별급여)이다. IL-6는 T세포, 간세포, 조혈모세포, 신경세포 등에 작용하여 중요한 면역, 조혈 및 염증반응에 관여하게 된다. IL-6는 세균 및 바이러스 감염, 염증, 외상 시 급격히 증가하며, 류마티스관절염 및 자가면역질환에서 높은 혈청농도를 보이고, 다발성골수종과도 연관을 보인다. 혈청 IL-6는 감염에 특이적인 지표는 아니기 때문에 일반적으로 창상감염의 진단목적으로 이용되는 경우는 드물고, 주로 만성류마티스관절염, 심방내점액종, 다발성골수종, 사구체간질증식성 신염, 혈소판감소증 등의 진단 시 시행하게 된다.

6) 혈액검사의 최신 경향

Ong 등(2017)에 따르면 당뇨발 환자에서 국소감염이나 골수염이 동반될 때, 정상에 비해 유의하게 WBC와 ESR, NLR(neutrophil to lymphocyte rate; 중성구 대림프구 비율)이 높았고 CRP는 유의한 차이가 없다고 하였다. 처음 내원 시의 검사에서 WBC($>$10,000/$\mu\ell$), CRP($>$10 mg/L), ESR($>$40 mm/h), NLR($>$3.5)의 창상감염에 대한 민감도/특이도는 46.3%/78.3%, 38.5%/88.9%, 79.8%/54.6%, 35.6%/71.4%였고, 마지막 추적관찰 시의 검사에서 WBC($>$10,000/$\mu\ell$), CRP($>$10 mg/L), ESR($>$40 mm/h), NLR($>$3.5)의 창상감염에 대한 민감도/특이도는 각각 27.8%/86.4%, 22.2%/90.5%, 66.7%/50.0%, 28.6%/65.9%였다. 이는 임상상에 따라서 이러한 혈액검사 지표의 진단성능이 달라질 수 있음을 보여준다.

Li 등(2017)은 소아 심장수술 환자에서 PCT는 WBC나 CRP에 비해서 더 정확히 창상감염을 예측할 수 있다고 하였다. 다만 수술 후 3일 이내는 염증반응으로 감염이 감별되지 않았고, 수술 후 4일과 7일 사이의 PCT 증가 소견이 감염에 진단적이라고 하였다.

Parli 등(2018)은 PCT가 외상이나 수술 후 감염을 나타내는 유용한 지표이지만 환자와 수술 종류 간에 상이함이 존재하고, 외상만으로도 감염 없이 PCT가 증가하기 때문에 아직 창상감염 진단에 있어 PCT 수치의 기준을 제시하기는 어렵다고 하였다.

Retting 등(2016)은 주요 복부수술 환자에서 수술 후 1일째의 IL-6 상승이 수술 후 합병증과 연관되어 있다고 하였으나, 창상감염과는 연관이 없었다. Zhang 등(2017)은 엉덩이관절 및 무릎관절 치환술을 받은 환자에서 혈청 PCT와 IL-6를 측정했을 때, PCT는 감염에 민감한 예측력을 보였지만(민감도 93.3%, 특이도 97.3%), IL-6는 이보다 낮은 예측력(민감도 77.8%, 특이도 71.3%)을 보였다고 했다. 한편 Yadav 등(2017)은 당뇨발 환자에서 혈청 IL-6를 측정할 때, 궤양을 동반한 환자군에서 궤양이 없는 환자군과 건강인에 비해 그 수치가 유의하게 증가해 있다고 보고했다.

2. 생물표지자 검사(biomarker tests)

1) 효소 측정

중성구에서 분비되는 효소는 감염의 극초기에 나타난다. 그 예로는 myeloper-oxidase (MPO), human neutrophil elastase (HNE), cathepsin G (CAT G), lysozyme, matrix metalloproteinase (MMPs) 등이 있다. 단백분해효소로 HNE, CAT G, gelatinase/MMPs 등에 대한 측정이 시도되고 있다. 단백분해효소는 세포외기질(extracellular matrix, ECM)과 결합조직(connective tissue)을 가수분해하여 손상된 기질과 외부물질을 없애는 역할을 한다. Heinzle 등(2013)은 감염된 창상에서 감염되지 않은 창상에 비하여 유의하게 여러 가지 단백분해효소가 높다고 하였다. 이는 단백분해효소의 활성이 지나치게 오랫동안 상승되어 있을 경우 재생조직까지도 손상을 입기 때문인 것으로 보인다. Lysozyme은 항균활성이 있는 효소로 감염된 창상삼출액에서 그 활성이 증가되어 있는 것이 확인되었다. 또한 Hasmann 등(2011)은 본 효소를 측정하기 위해 aptamer sensor나 nanosensor를 활용하는 시도를 하였다. Myeloperoxidase (MPO)의 활성은 감염의 매우 초기에 증가한다. Hasmann 등(2013)은 감염된 창상삼출액에서 유의하게 높은 MPO 활성도를 보고했으며, Hajnsek 등(2015)은 그 증가가 세균 양(bacterial burden)과 연관되어 있다고 하였다. 최근에 xanthine oxidase (XO)와 urate가 만성창상의 염증단계에 관여하는 것으로 생각되어 이에 관한 연구도 진행되고 있다. 창상에서 이러한 효소측정검사는 감염상태에 대한 빠른 정보를 줄 수 있지만 원인 세균에 대해서는 알 수 없다는 한계점이 있다.

2) 단백질과 대사산물의 검출

감염된 창상의 환경은 많은 세균과 화합물이 관여하는 복잡한 양상을 가진다. 이렇게 세균총과 면역반응에서 창상으로 분비된 다양한 물질들의 농도가 창상의 상태와 연관되어 표지자의 역할을 할 수 있다. Ciani 등(2012)은 숙주의 면역반응에 주요한 역할을 하는 triggering receptor expressed on myeloid cells (TREM), matrix metallopeptidase 9 (MMP-9), N-3-oxo-dodecanoyl-l-homoserine lactone (HSL) 등을 분석하여 창상감염을 검출하는 면역센서를 개발하였다. Fernandez 등(2012)은 purine 대사산물의 농도 역시 만성하지정맥궤양(chronic venous leg ulcer)에서 증가함을 관찰하였다. 또한 창상감염의 주요 원인균인 *P. aeruginosa*의 quorum sensing 시스템은 pyocyanin을 생산한다. 세균이 집락화할 때 발생하는 대사산물 중 상당수는 휘발성 물질이며 이는 창상감염에서 발생하는 특유의 악취를 유발한다. 이러한 휘발성유기물(volatile organic compounds, VOCs)의 농도를 분석하여 창상감염 상태를 정확히 진단하려는 시도도 이루어지고 있다.

3) 산도(pH) 측정

창상의 치유과정 동안 여러 요소들이 농도와 활성에 변화를 보인다. 치유과정에서 pH의 변화는 이미 잘 알려진 현상이며, 이는 효소활성의 변화와 창상의 산소 공급률 등에 따른다. 온전한 진피의 pH 정상범위는 4~6이며, 조직손상과 면역작용 시 염기성 방향으로 변화한다. 이러한 창상치유 과정의 각 단계에 기대되는 pH를 활용하여 감염검출을 위한 표지자로 삼을 수 있다.

4) 세균의 직접검출 방법

Szeliga 등(2011)은 창상 분비물에 대해 capillary zone electrophoresis로 민감도 86.7%, 특이도 85%로 *E. coli*를 검출했다고 하였다. 최근 미생물 검사실에서 세균동정에 적극적으로 이용되고 있는 MALDI-TOF MS (matrix assisted laser desorption ionization time-of-flight mass spectrometry)를 활용하여 창상에 집락화된 다양한 세균을 빠른 시간 내에 정확히 검출할 수도 있다. Melendez 등(2010)은 real-time polymerase chain reaction (PCR)로 만성창상 검체에서 임상적으로 유의한 14종의 산소성(aerobic) 세균을 검출하였다. 근래에 Be 등(2014)은 창상에서 세균총의 구성을 확인하기 위해 창상조직과 삼출액에 대해서 차세대염기서열분석(next-generation sequencing, NGS)과 microarray 검사를 시행했다. 이를 통해 전투 중에 발생한 환자의 창상 중에서 수술 후 치유가 정상적으로 진행되지 못한 증례들에서 *Acinetobacter* 균의 다항생제내성에 관여하는 pRAY라는 플라스미드의 검출률이 높으며, 장내세균의 검출이 성공적인 창상치유와 연관되어 있음을 밝혔다. Malic 등(2009)은 FISH (fluorescent in situ hybridization)과 CLSM (confocal laser scanning microscopy)를 결합하여 감염된 창상에 biofilm의 세균총을 조사하였다.

이 장에서 다루었던 혈액검사는 공통적으로 창상감염에 특이적인 것은 아니며 신체 어느 부위의 감염이나 염증에서도 증가할 수 있는 지표들이다. 따라서 검사 결과와 함께 환자의 임상상을 감안해야 정확한 의미를 판단할 수 있을 것이다. 그리고 창상감염의 종류가 여러 가지이기 때문에 그에 따라 적절한 진단임계치 (diagnostic cutoff)를 설정하는 것이 진단성능을 높이는 데 중요할 것이다. 이와 함께 현재 개발되고 있는 여러 생물표지자 검사는 비특이적인 혈액검사에 비해 창상감염 진단에 좀 더 특이적인 검사가 될 것으로 기대된다. 이런 검사들은 임상 도입을 위해 적극적으로 임상시험을 시행하여 그 성능을 평가하고 엄선된 검사 항목에 대해서는 신속히 신의료기술로 인정하고 건강보험 급여도 적용하여 창상감염 환자 진료에 도움이 되어야 할 것이다.

References

1. Be NA, Allen JE, Brown TS, Gardner SN, McLoughlin KS, Forsberg JA, et al. Microbial profiling of combat wound infection through detection microarray and next-generation sequencing. J Clin Microbiol 2014;52(7):2583-94.

2. Ciani I, Schulze H, Corrigan DK, et al. Development of immunosensors for direct detection of three wound infection biomarkers at point of care using electrochemical impedance spectroscopy. Biosens Bioelectron 2012;31(1):413-8.

3. Fernandez ML, Upton Z, Edwards H, et al. Elevated uric acid correlates with wound severity. Int Wound J 2012;9(2):139-49.

4. Hajnsek M, Schiffer D, Harrich D, et al. An electrochemical sensor for fast detection of wound infection based on myeloperoxidase activity. Sens Actuators B Chem 2015;209:265-74.

5. Hasmann A, Wehrschuetz-Sigl E, Kanzler G, et al. Novel peptidoglycan-based diagnostic devices for detection of wound infection. Diagn Microbiol Infect Dis 2011;71(1):12-23.

6. Hasmann A, Wehrschütz-Sigl E, Marold A, et al. Analysis of myeloperoxidase activity in wound fluids as a marker of infection. Ann Clin Biochem 2013;50(3):245-54.

7. Heinzle A, Papen-Botterhuis NE, Schiffer D, et al. Novel protease-based diagnostic devices for detection of wound infection. Wound Repair Regen 2013;21(3):482-9.

8. Li X, Wang X, Li S, et al. Diagnostic value of procalcitonin on early postoperative infection after pediatric cardiac surgery. Pediatr Crit Care Med 2017;18(5):420-8.

9. Malic S, Hill KE, Hayes A, et al. Detection and identification of specific bacteria in wound biofilms using peptide nucleic acid fluorescent in situ hybridization (PNA FISH). Microbiology 2009;155(8):2603-11.

10. Melendez JH, Frankel YM, An AT, et al. Real-time PCR assays compared to

culture-based approaches for identification of aerobic bacteria in chronic wounds. Clin Microbiol Infect 2010;16(12):1762-9.

11. Ong E, Farran S, Salloum M, et al. Does everything that's counted count? value of inflammatory markers for following therapy and predicting outcome in diabetic foot infection. Int J Low Extrem Wounds 2017;16(2):104-7.

12. Parli SE, Trivedi G, Woodworth A, et al. Procalcitonin: usefulness in acute care surgery and trauma. Surg Infect (Larchmt) 2018;19(2):131-6.

13. Rettig TC, Verwijmeren L, Dijkstra IM, et al. Postoperative Interleukin-6 level and early detection of complications after elective major abdominal surgery. Ann Surg 2016;263(6):1207-12.

14. Szeliga J, Kłodzińska E, Jackowski M, et al. The clinical use of a fast screening test based on technology of capillary zone electrophoresis (CZE) for identification of Escherichia coli infection in biological material. Med Sci Monit 2011;17(10):MT91.

15. Yadav SK, Arya AK, Tripathi R, et al. Assessment of pro-inflammatory serum cytokines in patients with type II diabetes mellitus with non healing foot ulcer in North India. JSciMed Central 2017;10:11.

16. Zhang L, Cai D, Guo H. The value of detecting serum PCT and IL-6 levels during the perioperative period of primary hip and knee arthroplasty. Biomed Res (Aligarh) 2017;28(15):6717-24.

17. Neumaier M, Scherer MA. C-reactive protein levels for early detection of postoperative infection after fracture surgery in 787 patients. Acta Orthop 2008;79:428-32.

Culture Test

고영진

창상감염을 진단하기 위한 검사 가운데 배양검사는 창상의 미생물학적 분석을 위해 필요하다. 조직 또는 흡인액 등 적절한 검체를 채취해 미생물 검사실에 의뢰하며, 배양검사 전 검체채취 및 운송이 배양의 결과에 미치는 영향이 크기 때문에 이를 간과해서는 안 된다. 그 외에 핵산증폭검사나 차세대 염기서열분석 등으로 검체에서 직접 미생물을 진단하는 방법들이 검사실에 도입되고 있다. 이에 대한 내용은 앞 장을 참고하도록 하며, 본 chapter에서는 주로 배양에 대한 내용을 다루고자 한다.

창상감염은 일반적으로 산소성(aerobic) 세균에 의한 감염이 흔하기 때문에 산소성 세균배양을 실시하고, 골수염(osteomyelitis)이나 화상, 교상(bite wound), 외상성 피부감염 및 만성창상의 경우 혐기성(anaerobic) 세균을 위한 배양을 함께 의뢰한다. 그 외 드물게 발생하는 병원체를 위해 배양을 의뢰할 때 고려해야 할 사항은 다음과 같다.

항산균에 의한 골수염 등이 의심되는 경우, 조직검체를 항산성염색, 항산균배양과 분자진단검사(핵산증폭검사 등)로 나누어 의뢰한다. 비결핵 항산균배양은 결핵균배양과 같은 방법으로 진행하며 *Mycobacterium marinum*에 의한 감염이 의심되는 경우에는 섭씨 30 ℃ 배양기나 실온에서 배양하는 것을 고려한다. 면역억제 환자에서는 진균이 창상감염의 원인이 될 수 있는데, 진균 가운데서 효모균(yeast)은 세균배양 조건에서도 분리되나 그 외의 사상형 진균(mold)이 의심되는 경우 진균배양을 의뢰한다. 또한 드물지 않게 HIV (human immunodeficiency virus) 감염환자에서 바이러스에 의한 근골격계 소견(musculoskeletal manifestation)을 보일 수 있으며 Varicella-Zoster virus의 재활성화(reactivation), Epstein-Barr virus 감염, cytomegalovirus disease, Hepatitis C virus 감염 등을 의심하는 경우 이에 대한 분자진단 검사를 의뢰하기도 한다.

1. 검체채취

검체는 치료시작 전에 채취하되 임상적으로 감염 또는 악화되었거나 장기간 치유되지 않는 창상, 즉 배양의 가치가 있는 창상에서만 검체를 채취하도록 한다.

폐쇄창상이나 흡인액의 채취를 위해 피부 또는 점막 표면을 소독할 때는 혈액배양 채취 시와 동일하게 준비하고 검체채취 전에 알코올로 요오드를 제거한다. 개방형 창상은 debris를 제거하고 생존가능한 감염조직(viable infected tissue)을 채취한다. 검체종류별 채취방법은 아래에 자세히 기술되어 있다.

1) 조직(tissue)

침습성 병원체의 유무 및 그 양을 평가하기 위해 가장 유용한 검체인 조직은 debridement를 하거나 표면의 debris를 세척한 후 심부조직을 채취한다. 감염과 인접한 부위에서 무균적으로 채취하고 5 mm 크기의 충분히 큰 조직을 채취한다. 혐기성 배양이 필요한 경우 멸균시험관(sterile tube)이나 혐기성 운송배지병 (anaerobic transport media bottle)에도 별도로 채취한다(그림 7-1). 작은 조직은 혐기성 운송배지병을 사용할 수 있고 큰 조직은 무균컵을 이용하되 습도조절을 위해 식염수가 함유된 거즈패드를 사용한다. 특히, 포르말린 용액에 넣지 않아야 하고 면봉용 운송배지에 쑤셔 넣어서는 안 된다.

조직은 정량적분석이 가능한데, 조직의 무게를 측정하고 균질화(homo-genization), 연속희석(serial dilution)하여 산소성 및 혐기성 조건에서 선택배지 및 비선택배지에서 키우고 자란 균의 집락수를 세는 방법을 사용한다. 조직 세균 배양(정량)검사는 현재 신의료기술로 등재되어 있으며 외상성 창상이나 화상 조직 에서 미생물을 정량적으로 측정하여 감염 또는 창상치유실패를 예측하는 검사로 유용성을 인정받았다. 하지만 임상적 유용성에 비해 별도의 균질화시키는 기구 및 처리과정이 필요하며, 보고시간이 연장되는 단점이 있어 임상미생물 검사실에 서 일상적으로 사용하고 있지는 않다.

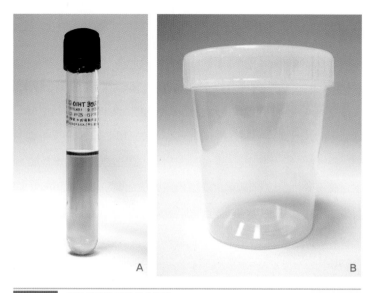

그림 7-1 조직 운반을 위한 운송용기
A. 혐기성 운송배지(thioglycollate broth) 병   B. 무균컵

2) 농양(abscess)

주삿바늘을 이용하여 풍부한 양의 창상액(wound fluid) 또는 고름(pus)을 흡인 하는 방식으로 검체를 채취한다. 손상되지 않은 피부농양에서 고름을 채취하는 가장 유용한 방법으로 엄격한 무균술로 수행하는 경우 표적부위는 외부오염균 없이 채취할 수 있다. 일부는 욕창과 같은 공동화된 창상에서 멸균식염수로 세척 하여 부드럽게 마사지하면서 흡인액을 채취한다. 항응고제가 없는 멸균시험관에

넣는다. 혐기성 배양이 필요한 경우 pre‐reduced anaerobically sterilized (PRAS) media가 들어있는 멸균시험관에 별도로 채취한다. 항산균배양을 위해서는 혐기성배지는 적합하지 않으므로 항응고제가 없는 멸균시험관을 사용해야 한다(그림 7-2).

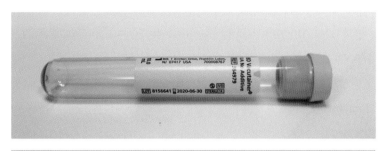

그림 7-2 항응고제가 없는 멸균시험관(sterile tube)

3) 면봉(swab)

면봉은 간편하고 비침습적이어서 널리 사용되지만 채취방법과 더불어 채취 전에 창상을 세척하는 것에 대한 논란이 있다. 이는 적절한 창상에 적용되어야 유용하다. 임상적으로 감염이 되었거나 감염의 증거가 없지만 악화되거나 또는 치료에 실패한 기왕력이 있는 경우 검체를 채취해야 하고 이러한 경우는 면봉 검체에서 유의미한 미생물학적 결과를 도출할 수 있다.

수술적 창상봉합(surgical wound closure)을 행한 창상의 경우 표면의 고름 및 debris를 채취하기 위해 면봉으로 문지르는 것이 가장 일반적인데, 이를 통해 창상의 미생물을 반정량 혹은 정성적으로 분석하는 것이 가능하다. 화상환자의 경우 병원체가 고르게 분포되어 있지 않기 때문에 검체를 여러 부위에서 채취하고 혈액배양도 함께 의뢰한다. 진균이나 항산균, 혐기균 검출을 위한 면봉도말배양은 배양의 가치가 낮으므로 의뢰하지 않는다. 또한, *Nocardia* sp. 및 *Actinomyces* sp., *Cutibacterium acnes*(과거 *Propionibacterium acnes*)를 배제하기 위한 검체로도 적절하지 않다. 그람염색과 배양을 모두 하기 위해서는 두 개의 팁(tip)을 가진 면봉을 도말하여 배양을 의뢰한다.

면봉의 tip 종류에 따라 배양되는 세균의 양이 달라지므로 적절한 면봉을 선택한다. 현재 국내에서는 rayon applicator swab을 많이 사용하고 있으며, Amies agar gel transport medium과 같은 적절한 운송용기를 사용하면 48시간까지 산소성 세균을 안정적으로 키울 수 있다(그림 7-3 A). 최근에 발표된 미국 Infectious diseases Society of America (IDSA) 와 American Society for Microbiology (ASM) 의 IDSA/ASM 감염질환의 진단을 위한 미생물 검사실의 활용 가이드라인 2018 업데이트에서는 flocked swab을 권장하고 있다(그림 7-3 B). 흔하게 사용하는 dacron과 rayon, 면 재질보다 머금고 있는 내용물을 더 잘 방출시키는 특성으로

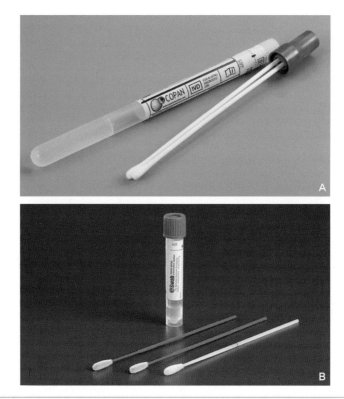

그림 7-3 면봉 및 운송배지의 종류
A. Rayon swab applicator와 Amies agar gel transport medium
B. Nylon-flocked swab과 Universal transport medium (UTM)

flocked swab이 여러 상황에서 더 낫다고 보았다. 사진 속의 잘 휘어지는 봉 이외
에도 다양한 두께의 nylon-flocked swab이 존재하므로 검사실과 상의하여 창상
검체채취에 유용한 면봉을 사용한다.

4) 배액물(drainages)

배액관(drainage tube) 자체나 배액주머니(drainage bag)에서 채취한 검체는
진단적 가치가 적으므로 의뢰하지 않는다. 배액관 표면을 소독하고 신선한 배액
물을 무균적으로 흡인하고 멸균 누출방지 시험관이나 항응고제가 없는 멸균시험
관에 넣는다. Clean surgical procedure 후에 감염의 흔적이 없는 경우에는 배액물
배양의 가치가 낮다.

5) 세침흡인액(fine needle aspirates, FNA)

부피가 적은 경우 주사기로 흡인 후 검체를 빼내어 액체배지가 든 무균 미세
원심분리 시험관(microcentrifuge tube)에 넣는다. 흡인량이 많은 경우에는 바늘
을 빼고 마개로 막은 후 주사기 채로 운송이 가능하며 그람염색을 해야 하므로 혈액
배양병에 접종하지 않는다.

2. 검체의 운송

검체의 운송은 환자에게서 검체를 채취한 후 검사실로 운반하는 것으로서 적
절한 조건에서 신속하게 운반하는 것이 중요하다. 조직이나 농양흡인액은 즉시
처리하거나 운송이 오래 걸리는 경우 운송배지를 이용하는 것이 필요하다. 면봉
은 건조나 산소 노출에 영향을 받기 쉽기 때문에 산소성 및 혐기성 미생물의 생존
력을 유지하기 위해서 비영양성 운송배지를 함께 사용하는 것이 필요하다. 48시
간까지 산소성 세균이 안정적으로 유지되는 운송용기가 현재 널리 쓰이고 있다.

혐기성 세균의 경우 장시간(24시간) 생존 가능하고, 최대 72시간 동안 공기 중

에서 생존하다가 혐기성 환경에서 다시 자랄 수 있다. 한 연구에서는 채취와 접종 사이의 시간이 지연되어도 균 분리에 영향을 미치지 않았다. 따라서 제품화된 혐기성 운송배지를 사용하지 않아도 멸균된 식염수를 적셔서 검체를 채취하면 비교적 저렴하고 효과적인 방법으로 배양이 가능하다. 또한, 기온이 상승하면 미생물이 사멸할 수도 있고 온도가 낮은 경우 산소확산이 증가하기 때문에 1~2시간 내에 검사실로 옮길 수 없는 경우에는 실온에서 보관하는 것이 적절하다.

바이러스배양을 위해서는 검체가 건조하지 않게 하고 바이러스 운송배지(viral transport media, VTM)에 넣어 냉장상태로 운송한다.

창상에 대한 임상적 정보(창상의 유형과 위치, 감염의 임상증상, 괴사의 유무, 악취와 항균요법에 관한 정보 등)는 배양배지의 종류를 결정하는 데 큰 도움이 된다. 따라서 임상적 정보를 검사실에 함께 전달하는 것이 필요하다.

3. 검체 처리

조직을 접종하기 위해서는 균질화(homogenization) 과정이 필요한데 이는 고체상태의 검체를 표면적을 늘리고 액체상태로 만들어 접종을 용이하게 하는 것으로 다음과 같은 방법이 있으며, 검사실의 상황에 맞추어 이 중 하나 이상의 방법을 이용한다.

1) 무균 메스(scalpel) 방법
Petri 접시에 조직을 올려놓고 무균적 방법으로 메스를 이용하여 조직을 잘게 자르고 무균식염수를 떨어뜨린다.

2) 막자사발(mortar-pestle) 방법
막자사발을 이용하여 조직을 갈아서 분쇄하는 방법으로 혐기성 배양의 경우 혐기성 배양상자(chamber) 내에서 분쇄한다.

3) 조직분쇄 키트(tissue-grinding kit) 방법

제품화된 일회용 플라스틱 조직분쇄 도구를 이용하여 조직을 균질화시킨다.

4) 음파파쇄(sonication) 방법

음파파쇄기기를 이용하여 조직을 액화시킨다.

4. 검체 접종(innoculation of specimen)

검체 접종이란 여러 가지 검체를 배양하려는 미생물의 종류에 따라 적절한 배지에 심는 과정을 말한다. 검체는 접수 후 즉시 접종하는 것이 중요한데, 검체를 적절하게 처리한 후에 접종하거나 혹은 직접 배지에 접종한다. 조직검체의 경우 혐기성 배양상자(chamber)에서 혐기성 배양을 위한 접종을 먼저 실시하는 것이 바람직하며, 필요한 경우 혐기성 배양용 액체배지에 직접 검체를 채취하면서 접종할 수 있다.

일반적으로 산소성 세균과 효모균을 배양하기 위한 배지를 사용하고 혐기성 세균인 경우 일상적인 분석에서는 제외되나, 산소성 세균이 배양되지 않지만 감염이 의심되는 경우 혐기성 배양을 추가적으로 해야 한다. 특히, 심한 창상이나 화농성 농양은 그람염색에서 한 가지 이상의 세균이 보이고, 혐기성 균을 시사하는 경우 일상적으로 실시해야 한다.

면봉은 하나의 팁으로 혐기성 배양용 배지에 먼저 접종하고 산소성 배양용 배지에 접종 후 다른 하나의 팁으로 그람염색용 슬라이드를 준비한다. 필요한 경우 추가검사를 위해 액체배지에 vortex해서 냉장보관이 가능하다. 표재성창상이나 고름에서 얻어진 면봉은 액체배지에 심지 않아야 한다.

원내감염이나 이물질(foreign body)에 의한 감염, 수술 후 감염의 경우 진균배양을 실시하고 2~4일간 배양하면 비교적 비용효과적으로 원인병원체를 검출할 수 있으므로 면봉을 제외한 검체에서 진균배양용 배지에 추가로 접종하는 것을 고려한다. 흔히 사용하는 배지의 종류는 다음과 같다.

1) 면양혈액배지(blood agar plate, BAP): 비선택배지, 기본적으로 산소성 배양을 위해 접종한다.

2) Chocolate 배지(CHOC): 선택배지, 수술조직(surgical tissue), 폐쇄성 흡인액(closed aspirate), 조직, 세침흡인액, *Nesseria* sp.나 *Haemophilus* sp.가 자랄 것으로 생각되는 검체 등을 접종한다.

3) MacCongkey 배지: 선택배지, 비교적 오염도가 적은 수술적 검체는 제외하고 주로 그람염색에서 혼합감염이 의심되는 경우 추가적으로 접종한다.

4) Phenylethyl alcohol (PEA) 배지 또는 Columbia colistin-nalidixic acid (CCNA) 배지: 그람음성 세균의 성장을 억제시키는 배지로 PEA는 그람음성 세균의 DNA합성을 방해하고, CCNA는 colistin과 naladixic acid가 들어있어 대부분의 그람음성 세균을 억제함으로써 그람양성 세균을 선택적으로 성장시킨다.

5) Sabouraud Dextrouse Agar (SDA): 진균을 우선적으로 키우는 선택배지로 진균배양에서 추가적으로 사용한다.

5. 직접도말과 그람염색(direct smear and Gram stain)

그람염색은 전통적으로 미생물학에서 가장 중요한 염색으로 널리 사용되나 이의 가치에 대해서는 논란이 있어왔다. 하지만 검체의 직접도말과 그람염색은 배양결과의 해석을 위해 시행하는 것이 바람직하다. 창상의 면봉도말배양 검체에서 그람염색된 미생물의 존재는 $10^5 \sim 10^6$ CFU/mL 이상의 미생물 양을 반영하는 것으로 알려져 있다. 그람염색은 백혈구, 상피세포, 그리고 세균의 수와 형태를 보고한다. 창상의 유형에 따라 한 가지 미생물이 검출되는 경우에는 백혈구와 세균 수를 토대로 감염의 지표로 삼을 수 있다. 하지만, 당뇨발 감염과 화상 등 복합적인 미생물 생태계가 관여하는 경우 그람염색과 심부조직 생검표본의 배양결과 사이에 상관관계가 낮다고 보고되었다.

Clostridium 유사 그람양성 간균과 *Staphylococcus* sp., 무균부위 검체의 세균, *S. pneumoniae*(자궁내막조직의 그람양성 쌍구균)는 최종배양결과 확인 전에 그람염색 결과를 토대로 예비보고하는 것이 가능하다.

6. 배양(culture)

산소성 또는 혐기성 조건에서 24~48시간 동안 배양을 한 후 종(species) 동정을 시행한다. 개방형 창상은 최소 48시간, 침습적으로 수집된 검체는 3~4일간 배양한다. 경우에 따라 흡인액이나 조직을 7~14일까지 연장 배양하는 것을 고려할 수 있다.

균이 자라면 종 동정은 검사실에서 주로 사용하는 자동화된 생화학적방법이나 질량분석기를 이용한다. 자동화된 생화학적방법은 기존의 알려진 미생물의 생화학적 성상을 이용하여 세균과 효모균의 종 동정을 시행하는 기기로 정확도가 높다. 최근에는 새로운 진단기법으로 MALDI-TOF Mass spectrometry를 이용해서 종 동정을 하고 있다. 이는 염기서열분석법에 근거하는 라이브러리를 사용하는 경우 정확도가 높고 하룻밤 배양(overnight incubation)하지 않아도 되므로 신속하게 보고할 수 있는 장점이 있다.

항균제 감수성 검사는 주로 산소성 세균에서 시행하며, 배양된 세균의 양이 풍부하고 단일 종이 자란 경우 시행한다. 그람염색에서 많은 수의 백혈구가 관찰되는 경우, 혼합된 미생물 중에 우세한 균에 대해 항균제 감수성 검사를 수행한다. 항균제 감수성 검사방법은 전통적으로 최소억제농도(minimal inhibition concentration, MIC)를 측정하는 액체배지미량희석법(broth microdilution, BMD), 한천희석법(agar dilution)과 억제대(zone diameter) 크기를 측정하는 디스크확산법 등이 표준방법이나 임상검사실에서 사용하기에는 시간과 노력이 많이 든다. 주로 제품화된 자동화 장비로 BMD법을 구현하여 검사를 하거나 디스크확산법, 경도확산법(gradient diffusion method) 등으로 검사를 한다.

항균제 감수성 결과는 전 세계적으로 공인된 가이드라인에 따라 감수성 (susceptible), 중간내성(intermediate), 내성(resistance)으로 보고한다. 최근에 는 susceptible dose dependent (SDD)나 non-resistance (NS)로 보고하는 항균 제도 있다. 미국의 Clinical and Laboratory Standards Institute (CLSI)와 유럽의 European Committee on Antimicrobial Susceptibility Tesing (EUCAST)에서는 최 소억제농도(MIC)와 억제대에 대해 임상적 참고구간(clinical breakpoint) 기준을 발표하고 있다. 국내에서는 이를 준용해서 사용하고 있는데 주로 CLSI 가이드라인 에 맞추어 해석하고 있다.

7. 배양결과의 보고

S. aureus 및 *Pseudomonas aeruginosa*, beta-hemolytic streptococcus는 일반 적으로 1+, 2+, 3+, 4+ (혹은 검사실에 따라 trace, few, moderate, abundant) 단 계로 반정량적으로 보고된다. 반정량적인 보고는 검체 안의 미생물의 수를 간접 적으로 나타낼 수 있게 배지를 사분면으로 나누어 세균이 자란 사분면 수를 토대 로 보고하고 있다. *Clostridium* species를 제외한 혐기균은 'mixed'로 보고될 가능 성이 있다. 미생물학 관점에서, 검사실이 일상적으로 검출하고 보고해야 하는 미 생물의 주요 병원균 또는 그룹은 다음과 같다.

S. aureus, *P. aeruginosa*, beta-hemolytic streptococcus, 장관 세균(enteric bacteria), 혐기성 세균(*Prevotella* sp., *Porphyromonas* sp., *Bacteroides* sp., *Fusobacterium* sp., *Finegoldia* sp., *Clostridium* sp. 등), 비장관 세균(*Brucella* sp., *Haemophilus* sp., *Pasteurella* sp., *Francisella* sp.), 특히 *S. pyogenes*의 경우 치명 적인 괴사성근막염을 일으킬 수 있어 동정되면 즉시 의료진에게 보고한다.

표 7-1은 미생물 검사실에서 일상적으로 시행하는 종 동정과 감수성 검사에 고 려할 사항이 정리되어 있고 예외적인 경우는 검사실과 상의한다. 검사실마다 배양 관련 정책이 다양하므로 각 검사실의 여건에 따라 다를 수 있다.

표 7-1. 균종별 동정 및 감수성 검사에서 고려할 사항

균종	종 동정	감수성검사
S. aureus	침습적으로 채취한 검체. 그람염색에서 호중구가 관찰되며 편평상피세포 오염이 적은 검체에 한해서 동정	침습적으로 채취한 검체에 한해 시행 *감염관리 목적으로 가능
Coagulase-negative staphylococci	오염된 검체에서 3균종 이상 혼합되어 자라면 정상 상재균 보고	여러 번 분리된 경우 시행
Viridans group streptococci or enterococci	침습적으로 채취한 검체. 호중구 관찰되며 단일 또는 우세한 경우 동정 세 가지 균종 이상 혼합은 정상 상재균	무균부위 검체만 시행 *감염관리 목적으로 가능
장내그람음성 세균	우세하거나 양이 많은 경우 1~2가지 존재하면서 그람염색에서 호중구가 관찰되는 경우 드물거나 양이 적으면 '장내세균 혼재됨'으로 보고 3종 이상은 동정 안 함	동정하는 경우 그람염색에서 여러 균종이 혼재된 경우는 하지 않음 *감염관리 목적으로 가능
N. gonorrhoeae, *Haemophilus* sp., *Franciella* sp.	BAP 아닌 CHOC에서만 자란 경우 동정	
그람양성 간균	무균부위 검체나 생검에서 *Listeria* sp. 와 *Erysipelothrix* sp., *Bacillus cereus*, *Bacillus anthrancis*, *Arcanobacterium* sp., *Corynebacterium diphtheriae*, *Corynebacterium ulcerans*, *Nocardia* sp., *Actinomyces* sp.를 배제해야 함. 그람염색에서 다량이거나 우세한 경우만 동정. 그 외는 정상 상재균	
혐기성 세균	*Clostridium* 유사 그람양성 간균은 백혈구가 관찰되지 않아도 보고	
효모균	무균 부위 검체는 *C. albicans*에 한해 동정 우세하거나 다량인 경우가 아니면 정상 상재균	

면역억제 치료를 받는 환자의 경우 효모균이 검출되기도 한다. 일부 창상에서는 일반적이지 않은 미생물을 찾아야 하는 경우도 있으므로 필요한 경우 추가적인 배양을 의뢰할 수 있다.

많은 수의 창상감염은 다균성이기 때문에 동정된 미생물이 감염과 직접적인 연관이 있을 수도 있고 그렇지 않을 수도 있다. 그러므로, 복합균이 자랐을 때 선

택된 미생물만을 일부 보고하는 것은 해석에 오류를 야기할 수 있으므로 주의가 필요하다. 장내미생물 등 정상세균총이 혼재되어 자랐을 때, 이에 대한 감수성 결과는 일반적으로는 필요하지 않다. 항생제 치료는 정상 장내세균총을 커버할 수 있는 광범위 항생제를 일반적으로 포함한다. 그러나 최근에 carbapenem 등 광범위 항생제에 내성인 세균이 만성창상에서 분리되는 경우가 있으므로 그 병원의 역학 및 감염관리의 목적을 고려해서 장내세균속 균종이나 *Acinetobacter* sp. 등을 동정하는 것이 필요할 것이다.

8. 배양 결과의 해석

창상배양의 결과는 검체의 질과 운송, 처리에 따라 가치가 달라지므로 검체의 질을 평가하기 위해 그람염색 결과를 참고하는 것이 필요하고 백혈구 수, 상피세포의 유무, 세균 수 등이 해석에 도움이 된다. 특히, 반복적으로 배양되는 병원체의 경우 감염의 가능성이 높음을 시사하며 일회성으로 배양된 세균의 감염원의 여부는 해석하기 어려울 수 있다. 일정 기간 배양 후 균이 관찰되지 않으면 ' ~ days No growth'로 보고된다. 배양결과가 음성이라고 해서 병변에 균이 전혀 없는 것은 아니며, 균종과 배지마다 다르지만 접종하는 검체에 일정 농도(예: 10 CFU/mL)의 세균이 있어야 육안으로 관찰이 가능한 정도로 자라게 된다.

검사실은 의료진의 요구사항과 결과의 긴급정도를 판단할 수 있고 의료진은 배양검사 결과를 이해하는 데 도움이 되므로 미생물 검사실과 창상치료 의료진 사이의 지속적인 대화가 배양결과 해석에 도움이 된다.

마지막으로, 검체의 채취 및 처리, 접종, 배양의 과정에서 필요한 인력과 비용이 국내 의료수가에 제대로 반영이 되지 않아 많은 임상미생물 검사실에서 이러한 과정에 제대로 된 노력을 기울이기 어려워하고 있다. 따라서, 위와 같은 행위들에 대한 수가가 적절하다면 국내 창상검체의 배양결과가 달라질 수 있을 것이다.

References

1. 대한진단검사의학회 임상미생물 분과 편집위원회. 임상미생물검사 표준지침서-배양편. 2004.

2. 한승규. 당뇨성 창상의 이해와 치료. 파주: 군자출판사. 2008.

3. Probst AJ, Facius R, Wirth R, et al. Validation of a nylon-flocked-swab protocol for efficient recovery of bacterial spores from smooth and rough surfaces. Appl Environ Microbiol 2010;76;5148-58.

4. Leber AL. Wound/abscess and soft tissue culture. In: Clinical microbiology procedures handbook 4th ed. Washington, DC: ASM Press, 2016.

5. Bowler PG, Duerden BI, Armstrong DG. Wound microbiology and associated approaches to wound management. Clin Microbiol Rev 2001;14:244-69.

6. Kaftandzieva A, Cekovska Z, Kaftandziev I, et al. Bacteriology of wound - clinical utility of Gram stain microscopy and the correlation with culture. Open Access Maced J Med Sci 2012;5:72-7.

7. Kallstrom G. Are quantitative bacterial wound cultures useful? J Clin Microbiol 2014;52:2753-6.

8. Miller JM, Miller SA. A guide to specimen management in clinical microbiology 3rd ed. Washington, DC: ASM Press. 2017.

9. Miller JM, Binnicker MJ, Campbell S, et al. A guide to utilization of the microbiology laboratory for diagnosis of infectious diseases: 2018 Update by the Infectious Diseases Society of America and the American Society for Microbiology. Clin Infect Dis 2018;67:813-6.

10. Kon K, Rai M. Clinical microbiology diagnosis, treatment and prophylaxis of infections volume 2. The microbiology of skin, soft tissue, bond and joint infections. 1st ed. Elsevier Academic Press. 2018.

Basic Principles of Radiologic Interpretation

차장규

감염질환에서 영상의학적 소견은 염증의 진단 및 치료반응 평가에 매우 중요한 역할을 가지고 있다. 영상의학적 진단은 크게 단순방사선촬영, 초음파, CT, MRI 영상소견에 의존하고 있고, 핵의학적 영상은 뼈 스캔(bone scan), PET CT, WBC scan 등이 염증진단에 쓰이고 있다. 또한 영상유도하 생검 및 흡인술을 이용하여 직접 감염원의 샘플을 얻어낼 수 있다.

그렇다고 해서 값비싼 영상장비가 항상 환자 진단에 최적인 것은 아니다. 오히려 최소한의 비용으로 최소한의 시간 내에 감염원을 알아내는 것이 환자에게 유익하기 때문에 환자의 감염 종류에 따라 언제, 어떤 순서로 영상장비를 사용할 것인지 치밀한 계획이 있어야 하고, 이를 위해 임상의료진과 영상의학과 의사의 긴밀한 협력 시스템이 필요하다.

1. 영상진단의 기본원리

1) 단순방사선 영상

발생기에서 나온 X선이 인체를 통과하여 detector에 도달한 후 필름에 인화시켜 만든 영상을 말한다. 밀도가 높은 물질은 X선이 투과하지 못해 희게 보이고 (고음영; high density), 밀도가 낮은 물질은 X선이 대부분 투과하여 검게 보인다

(저음영; low density). 그림과 같이 밀도가 낮은 공기는 검게, 밀도가 높은 뼈나 금속은 희게 보인다(그림 8-1). 하지만 한 방향에서만 X선이 투과하므로 인체의 여러 구조물이 영상에 겹쳐 보이게 되고 윤곽만 희게 보여 특정조직의 병변을 구분하기가 어렵다(그림 8-2).

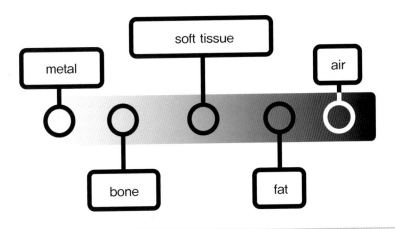

그림 8-1　단순방사선 촬영에서 조직 또는 물질의 음영 비교

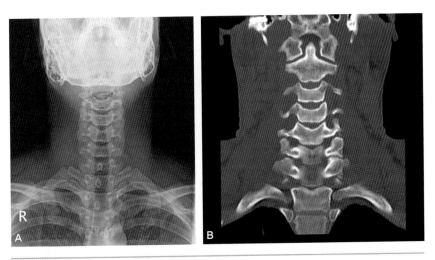

그림 8-2　경추의 단순방사선 및 CT영상 비교
단순방사선 촬영(A) 사진에서 경추의 여러 해부학적 구조물이 겹쳐서 복잡하게 보이지만 관상(coronal)면으로 재구성된 CT영상(B)에서는 단면의 해부학적 구조가 확실하게 구분되어 보인다.

2) Computed tomography (CT)

X선의 이차원적인 영상은 해석하기 어렵기 때문에 x-ray tube(X선 발생장치)를 회전시키면서 반대편의 detector에 영상을 획득하여 컴퓨터로 재구성하면 2~3 mm 슬라이스 단위의 축상(axial), 시상(sagittal), 관상(coronal)면 영상을 모두 얻을 수 있다. 인체조직에 대한 영상소견은 단순방사선 영상과 비슷하지만 CT는 Hounsfield units (HU)라는 단위를 사용하여 조직 고유의 음영을 객관화할 수 있다(그림 8-3).

예를 들면, 물은 0, 지방조직은 −100, 뼈는 1,000 정도의 수치로 나타낼 수 있다. 하지만 CT가 나타낼 수 있는 음영색조의 숫자는 제한되어 있어 질환별로 음영의 중심값(level)과 음영폭(width)을 잘 설정해야 정확한 영상정보 획득이 가능해진다. 예를 들어, 폐기흉이 의심되는 사람은 음영의 중심값(level)을 −1,000 정도 내리고 음영 폭을 줄이면 폐실질 내의 공기를 잘 발견할 수 있게 된다.

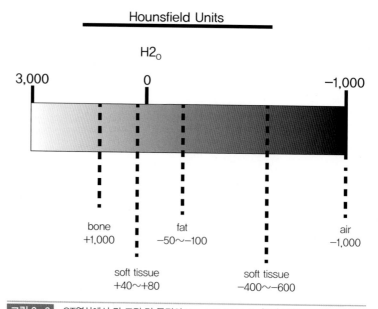

그림 8-3 CT영상에서 각 조직 및 물질의 Hounsfield Units (HU) 비교
CT에서의 각 조직 및 물질의 음영의 정도는 단순방사선 촬영에서와 유사하지만 단순방사선 촬영과 달리 음영의 정도를 숫자로 정량화할 수 있다. 물의 HU값은 0이고 기준값이다. 가장 높은 음영은 뼈로 1,000 HU이고, 공기는 −1,000 HU이다.

3) 초음파(ultrasonography)

어선에서 초음파를 발사해서 물고기 떼에 반사되어 돌아올 때까지의 시간을 계산하면 물고기 떼의 위치를 알아낼 수 있다. 이와 마찬가지로 인체조직(매질)에 초음파를 가하였을 때 물리학적 차이에 따라 반사하는 정도가 차이가 나는데, 이를 이용하여 조직의 위치 및 echogenicity를 계산하여 영상화한다. 초음파영상에서 가장 검게 보이는 것을 anechoic(무에코)라고 하는데 주로 cyst가 anechoic으로 보인다. 진한 회색 정도로 보이면 hypoechoic(저에코)으로, 물이 여기에 속한다. 연한 회색이면 isoechoic(중에코)이며 근육이 대표적인 예이다. 흰색으로 보이면 hyper echoic(고에코)라고 하고 뼈, 공기가 여기에 속한다. 초승달 모양의 고에코가 보이면서, 후방에 강한 검은 그림자가 보이면(hypderehoic lesion with posterior shadowing or reflective), 요석, 담석 등과 같은 석회화 병변으로 생각해야 한다(그림 8-4).

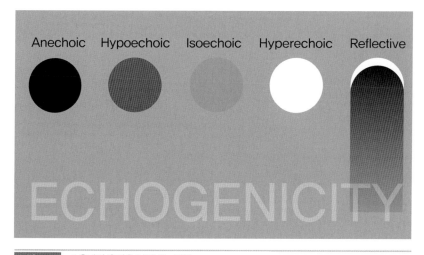

그림 8-4 초음파의 음영을 나타내는 명칭
가장 밝게 보이는 것을 고에코(hyperechoic), 가장 어둡게 보일 때를 무에코(anechoic)라고 한다.

4) Magnetic resonance imaging (MRI)

연부조직 감염에 가장 민감하고 정확히 진단할 수 있는 검사로 체내의 수소 (hydrogen)를 공명화하여 영상을 얻어낸다. 따라서 수소가 풍부한 물과 지방은 T2강조영상에서 고신호 강도로 보인다. T1에서는 주로 지방조직이 고신호 강도로 보이고(표 8-1), 1~2주가 지난 출혈이나 조영제가 고신호 강도로 보이게 된다(표 8-2). 조영증강을 하면 골수염이나 연부조직의 염증이 고신호 강도로 보이게 되는데, 연부조직과 골수의 대부분은 지방조직이 주성분이므로 조영증강 효과가 적용되는 염증부위와 지방이 모두 고신호 강도로 보여 평가가 어려워진다. 따라서 지방억제(fat saturation)기법을 사용하여 지방조직의 신호를 억제하면 조영증강이 되는 병변만 대조가 되어 보이기 때문에 조영증강을 하는 MRI영상은 지방억제 기법이 필수적이다.

표 8-1. 각 물질이나 조직의 MR 강도

MR 신호 강도	고신호 강도(밝게 보임)	저신호 강도(어둡게 보임)
T1	지방, 멜라닌, 혈액, 단백질을 함유한 액체(삼출액), 강자성체 물질(망간, 구리), 조영제	금속, 물, 뼈, 공기, 콜라겐, fibrosis, 종양
T2	물, 부종, 지방, 혈액, 종양	공기, 뼈, 급성 출혈, 아급성 출혈의 초기 (early subacute)

표 8-2. 각 장비에서 보이는 조직과 질환의 영상소견

	근육	물	골피질, 석회화	지방, 골수	염증, 종양
단순방사선	Gray(중음영)	Gray(중음영)	White(고음영)	Dark gray (저음영)	Gray(중음영)
CT	Gray(중음영)	Gray(중음영)	White(고음영)	Dark gray (저음영)	Gray(중음영)
조영증강 CT	Gray(중음영)	Gray(중음영)	White(고음영)	Dark gray (저음영)	White(고음영)
초음파	Gray(중에코)	Gray(중에코)	반달 고에코와 후방 그림자	Dark gray (저에코)	다양하게 보임
MRI T1강조	Gray (중신호강도)	Dark gray (저신호강도)	Black (저신호강도)	White (고신호강도)	Black (저신호강도)
MRI T2강조	Gray (중신호강도)	White (고신호강도)	Black (저신호강도)	White (고신호강도)	White (고신호강도)
MRI 조영증강 T1강조	Dark gray 조영증강(−)	Dark gray 조영증강(−)	Black 조영증강(−)	White 조영증강(−)	White 조영증강(++)

*성인의 뼈에서 골수는 지방과 신호가 같다.

2. 감염의 영상진단

1) 연조직감염(soft tissue infection)

연조직의 감염(soft tissue infection)은 피부, 피하지방, 근막, 근육의 해부학적 구조에 따라 설명할 수 있다. 초음파가 표재성감염을 진단하는 데 유용하고, 치료 및 원인균을 알기 위한 농양흡인에 이용된다. 심부감염 진단을 위해서는 조영증강 CT와 MRI를 이용한다.

(1) 연조직염(cellulitis)

피부와 피하지방의 감염이며 심부조직으로의 염증파급과 농양 여부를 확인하기 위해 영상의학적 검사를 시행한다. 초음파에서 에코가 증가된 피하지방 소엽

사이에 저에코의 선들이 보이고 표재성 근막표면을 따라 액체가 관찰되지만, 근육 사이의 심부근막은 정상으로 보인다. 도플러 검사에서 색 도플러는 혈류가 증가되어 보인다. CT 및 MRI에서는 피부의 비후 및 조영증강이 있으며 피하지방 사이에 망상(reticular pattern)의 선이 보이는데, MRI T1강조영상에서 저신호 강도, T2강조영상에서 고신호 강도로 보이고 조영증강된다(그림 8-5). 3상 뼈 스캔에서는 혈류영상, 혈액풀영상(blood pool image)에서만 섭취가 증가하고 지연영상에서는 뼈 섭취가 증가하지 않는 소견을 보여 골수염과 감별이 가능하다.

(2) 괴사성근막염(necrotizing fasciitis)

단순방사선 영상에서 연조직에 공기음영이 보이는 경우가 있다. CT에서 근막의 경계가 불분명하고 심부근막이 저음영으로 비후되며 공기음영이 보일 수 있다. MRI T2강조영상, 지방억제 영상(short tau inversion recovery, STIR) 영상에서 근육 사이의 심부근막에 신호강도의 증가가 보이고 근육의 신호강도 변화가 동반되기도 한다(그림 8-6). 조영증강 T1강조영상에서 근막을 따라 조영증강이 보이며 괴사가 일어난 부위는 조영증강이 되지 않는다.

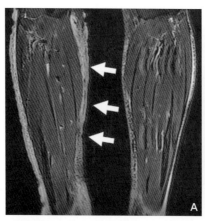
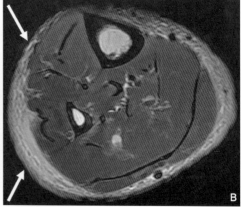

그림 8-5　연조직염의 MRI영상 소견

A. MRI 관상 지방억제 T2강조영상.　B. 축상 T2강조영상. 오른쪽 다리의 피하지방의 두께가 액체저류로 인해 정상에 비해 두꺼워져 있고(화살표), T2 고신호 강도의 망상의 선이 보인다.

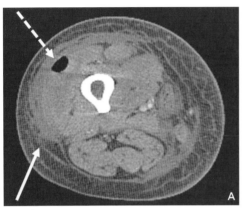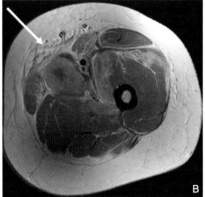

그림 8-6 괴사성근막염의 CT, MRI 소견

A. 축상 CT영상. 근육과 심부근막의 경계가 불분명하고 비후되어 있으며(실선 화살표), 내부에 공기음영(점선 화살표)이 보이고 있다. B. 축상 조영증강 T1강조영상. 앞쪽의 심부근막이 비후되어 있고(화살표), 조영증강이 동반되어 있다.

(3) 화농근육염(pyogenic myositis)

MRI에서 침범된 근육의 부종, 신호강도의 변화, 조영증강이 보이고, 근육염이 진행하면 근육내부에 농양이 생긴다. 근육내 농양은 T1강조영상에서 저신호강도이고, 테두리부위에 중등도 신호강도의 얇은 벽을 동반하며(penumbra sign), T2조영상에서 고신호 강도로 보인다(그림 8-7). 조영증강 영상에서 테두리 조영증강(rim enhancement)을 보인다.

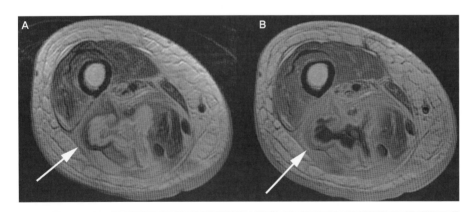

그림 8-7 화농근육염의 MRI 소견

축상 대퇴부 T2강조영상(A), T1 조영증강영상(B)에서 근육내부에 조영증강되는 두꺼운 벽을 가지는 농양이 보이고(화살표), 주변 근육들의 신호가 증가되어 있으며, 근막 사이에 액체저류가 동반되어 있다.

(4) 화농건초염(septic tenosynovitis)

외상 이후에 나타날 수 있으며 초음파나 MRI로 진단 가능하다. 외상과 관련된 하나의 건초에 액체저류가 있고, MRI의 조영증강영상에서 주변 연조직의 조영증강이 동반된다(그림 8-8).

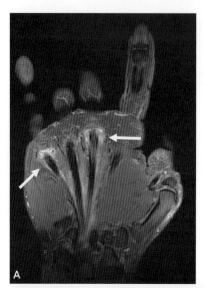

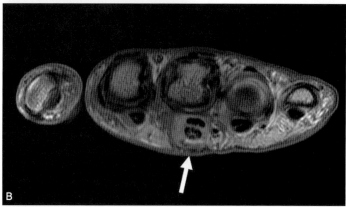

그림 8-8   우측 손에서 발생한 화농건초염의 MRI 영상
지방억제 관상면 T2강조영상(A), 축상 조영증강 T1강조영상(B)에서 3번째 flexor tendon sheath 내부에 액체저류(화살표)가 보이고 조영증강이 동반되어 있다.

(5) 화농성표재성점액낭염(septic subcutaneous bursitis)

슬개골주위(housemaid knee), 팔꿈치주위(miner elbow), 좌골부위(ischial bursitis, weaver bottom) 등이 호발부위이며 초음파나 MRI로 진단할 수 있다. 초음파에서 활액막 비후와 액체저류로 팽창된 윤활낭이 보이고(그림 8-9), 도플러 초음파에서 비후된 윤활막과 주위 연조직의 혈류증가 소견이 동반될 수 있다. MRI에서는 주변 조영증강을 동반하는 T1 저신호 T2 고신호 강도의 병소로 보인다.

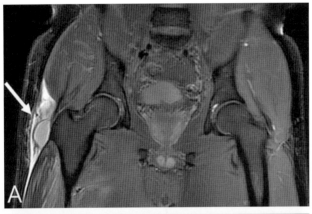

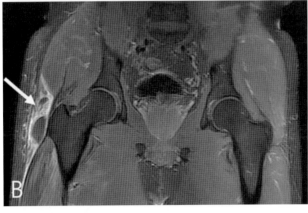

그림 8-9   화농성표재성점액낭염 MRI 소견

A. MRI 관상 지방억제 T2강조영상. Trochanteric bursa에 액체저류가 보이고(화살표), 인접한 연조직에 부종이 동반되어 있다.   B. 조영증강 지방억제 T1강조영상. 조영증강 시에 주변으로 조영증강을 동반하는 T1 저신호 강도 의 병변으로 보인다(화살표).

2) 당뇨발 감염

감염은 연조직에서 시작하여 구심성으로 인접한 뼈 및 관절로 파급될 수 있고, 건초를 따라 근위부로 파급될 수도 있다. 피부의 창상을 발견하는 것이 당뇨발 감염을 진단하는 데 있어 매우 중요하며, 피부창상 없이 골수염이 생기는 경우는 거의 없다.

창상이 많이 생기는 부위는 접촉이 많고 하중을 많이 받는 제 1, 제 5 중족골두(metatarsal head), 종골결절(calcaneal tuberosity), 원위지골(distal phalanges), 복사골(malleoli) 등이다.

(1) 단순방사선 촬영

단순방사선 촬영은 골수염을 조기진단하고 감염의 범위를 정확하게 파악하는 데 한계가 있으나 해부학적 구조를 한 번에 볼 수 있고, 다리절단술 후 추적검사로도 이용할 수 있는 기본적인 검사이다. 또한 연조직의 석회화나 공기음영, 이물을 확인하거나 신경병성관절병 및 기타 발의 변형을 진단하는 데 유용하다. 감염 초기에는 연조직염으로 인한 연조직의 부종이 보인다. 감염과 동반된 피부의 창상은 측면에서는 피부 경계부위의 단절로, 정면에서는 연조직 부종부위의 국소적인 방사선투과성 병변으로 보인다. 연조직 내 공기음영은 원인균에 의해 생성된 공기이거나 농양이나 죽은 괴사조직이 인접한 피부창상과 연결되어 생긴 것이다. 화농관절염은 관절삼출액으로 인한 발목관절 앞쪽의 음영증가 소견을 보이며, 진행하면 다른 염증성관절염과 같이 골미란(bone erosion)과 관절간격 감소 등의 소견이 나타난다. 골수염은 감염시작 후 2주가 지나야 단순방사선 촬영에서 이상소견을 보이는데, 주로 골음영의 감소, 골막반응(periosteal reaction), 골미란 및 골용해(osteolysis)로 관찰된다.

(2) 초음파

초음파는 피질골 안의 골수를 평가하기 어렵고, 영상시야가 좁아 발 전체를 평가하기 어렵다는 한계가 있으므로 액체저류의 유무, 흡인이 필요한 부위의 유무 판단 등 특수한 목적과 부위를 정해서 이용해야 한다.

(3) CT

뼈의 해부학적 구조를 보는 데 유리하고, 조영증강 CT에서 농양을 발견할 수 있다. 하지만 골수의 병변평가에는 제한적이고 연조직의 감염범위를 정확히 알기 어렵다. 따라서 CT는 당뇨발 감염의 평가에 효과적인 방법은 아니다.

(4) 핵의학검사

핵의학검사는 해부학적 해상도가 낮아 수술 전 로드맵 정도의 역할을 한다. 99 mTc-MDP 뼈 스캔 검사에서 당뇨발에서 생기는 반복적인 손상과 신경병성 관절병에서도 섭취 증가가 보이기 때문에 특이도가 떨어진다. 또한 허혈이 심한 부위에서는 뼈 섭취가 안 될 수 있어 위음성의 결과를 보일 수도 있다. 염증이 있을 경우 방사성동위원소 주입 5분 후에 촬영하는 관류영상에서 관류증가가 보이는데, 허혈이 있는 당뇨발에서는 관류영상이 지연되어 나타난다. 뼈 스캔의 혈액풀영상은 염증이 있는 부위에 모세혈관이 확장되어 섭취 증가를 보이는데, 골수염과 연조직염 모두에서 증가한다. 4~6시간 후 촬영하는 지연영상에서는 골수염이 있거나 골대사가 항진된 부위에 섭취가 증가한다.

(5) MRI

MRI는 연조직과 골수를 평가할 수 있어 매우 유용하다. 골수염 진단에 있어 민감도, 특이도가 매우 높은 검사방법이지만 이전 수술로 인한 손상, 류마티스 관절염, 신경병성 관절병 등과의 감별은 어렵다. T1강조영상은 피하지방, 골수의 병변을 찾는 데 필요하고, 지방억제 T2강조영상은 부종과 액체저류를 찾는 데 필요하다. 지방억제 조영증강 T1강조영상은 괴사가 있는 부위나 농양을 찾는 데 유용하다.

① 연조직부종

근육과 피하지방의 부종은 당뇨발에서 매우 흔한 소견이며, 연조직염과 감별이 필요하다. 부종에서는 T1강조영상에서 피하지방 신호강도가 그대로 유지되어 있고, 조영증강 영상에서 약한 조영증강을 나타낸다.

② 연조직염 및 연조직 농양

창상주위에는 연조직염이 거의 동반되며 T1강조영상에서 피하지방 신호 강도가 저신호 강도, 지방억제 STIR 또는 T2강조영상에서 고신호 강도로 보인다. 창상 주위에 공기의 신호강도를 보일 수도 있다. 농양은 T2강조영상, 지방억제 STIR영상에서 고신호 강도로 보이고, 조영증강 T1강조영상에서 농양의 벽이 두껍게 조영증강된다.

③ 피부창상(궤양)

T1 및 T2 강조영상에서 저신호 강도의 연조직결손으로 보이며 궤양의 테두리는 조영증강된다. 수술 후 환자에서 수술로 인한 피부결손이 궤양과 비슷한 소견으로 보인다. 궤양이 깊은 경우 골수염이 동반될 가능성이 높아진다.

④ 점액낭염

굳은살 주위의 액체저류로 보이며 주변 염증을 동반하지 않아 농양과 구분이 된다(그림 8-10).

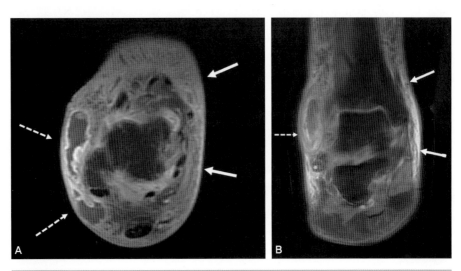

그림 8-10 연조직염을 동반한 점액낭염의 제MRI 영상소견(A, B)
외측 복사 점액낭에 액체저류가 있고 테두리 조영증강되어 보이는 점액낭염소견이 보인다(점선 화살표). 인접한 골수의 부종소견은 보이지 않는다. 내측 발목에는 연부조직에 부종과 함께 피하지방에 망상의 선이 보이고 조영증강이 동반되어 있다. 연조직염에 합당한 소견이다(실선 화살표).

⑤ 농루(sinus)

골수염이나 농양이 피부궤양 쪽으로 열린 통로이다. 가늘고 길쭉한 모양으로, 조영증강 영상에서 중앙은 조영증강이 안 되며 테두리는 조영증강이 되는 평행선으로 관찰되어 기찻길(tram-track appearance)처럼 보인다.

⑥ 화농건초염 (septic tenosynovitis)

건초에 액체저류가 많고 건초의 활액막 테두리를 따라 조영증강되고 건초주위의 연조직에 염증소견이 보인다.

⑦ 화농관절염

관절 사이에 액체저류가 있고 골미란과 연골하 부종이 보이며 조영증강 영상에서 비후된 활액막이 조영증강된다(그림 8-11). 농루가 있거나 건초로 삼출액이 흘러 관절액이 없을 수도 있다. 연골하 골수부종의 범위가 넓을 경우 골수염의 가능성이 높다. 「3) 화농관절염」에서 더 자세히 설명하도록 하겠다.

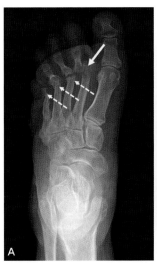
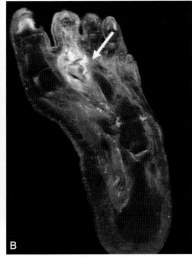

그림 8-11 화농성관절염과 신경병성 관절염의 영상소견

화농성 관절염은 단순방사선 촬영사진(A)에서 2번째 중족골 병변처럼 관절을 중심으로 음영이 감소되고 골용해성 병변(화살표)으로 나타난다. 이 병변은 조영증강 MRI 지방억제 T1강조영상(B)에서 강한 조영증강 소견이 보이고 주위 연조직 부종이 보인다(화살표). 이와 대조적으로 신경병성 관절염에 의한 소견은 단순방사선 촬영사진(A)에서 3~5번째 중족지절 병변과 같이 관절이 파괴되어 있지만 골용해성 병변은 보이지 않고, 뚜렷한 골피질의 경계를 보여준다(점선화살표).

⑧ 골수염

골수에 T1강조영상에서 저신호 강도, 지방억제 STIR영상에서 고신호 강도를 보이고, 조영증강 T1강조영상에서 조영증강이 잘 된다. 그러나 골수의 신호강도 변화를 유발할 수 있는 신경병성 관절병, 인접한 연조직 염증에 대한 이차적인 관류증가로 인한 골수부종(sympathetic reaction, aseptic marrow edema), 골괴사, 수술 후 부종과 감별이 어렵다. 골수의 신호강도 변화와 주위의 피부창상, 연조직염, 연조직농양, 농루, 피질골 파괴, 골내농양, 부골 등의 영상소견이 동반되면 골수염의 진단에 좀 더 도움이 된다(그림 8-12). 골수에 신호강도 변화 소견이 없으면 골수염이 없다고 진단 가능하다. 「4) 골수염」에서 더 자세히 설명하도록 하겠다.

3) 화농관절염

단순방사선 촬영에서는 초기에 연조직부종과 관절액 증가를 보인다. 처음 7~10일 쯤이 지나야 관절면의 뼈에 경계가 불분명한 음영감소가 보이며, 병이 진행할수록 음영이 감소된 부위가 넓어지고 미란, 뼈용해 등의 소견이 뚜렷해진다. 조기진단에는 다른 검사가 필요하다. MRI에서는 증상이 나타나고 며칠 이내에 변화를 확인할 수 있다. 활액막의 비후와 조영증강, 활액막 바깥 조직의 부종, 관절액 증가 등이 보이며 동반된 골수염 유무를 알 수 있다(그림 8-13). 그러나 비감염성 관절염의 20~25%에서도 활액막의 조영증강과 관절액 증가를 보일 수 있고, 골수 신호강도의 증가가 이차성 골수염인지, 반응성 골수부종인지 구분하는 것이 쉽지 않다. 초음파로는 배농술(abscess drainage)을 시행할 수 있고, 초음파유도하 관절액천자를 시행할 때 정확한 위치에서 조직생검을 같이 시행할 수 있어 편리하다.

4) 골수염

초기 10~14일에 단순방사선 촬영에서 뼈에 인접한 심부 연조직 사이 지방층의 소실을 동반한 연조직 부종이 나타난다. 10~14일이 지나서 뼈를 구성하는 미네랄 성분이 35~40% 이상 소실되면 병소(주로 골간단)에 경계가 불분명한 골수 음영감소(spotty mottled rarefaction)가 나타나고, 피질골의 미란과 골막반응

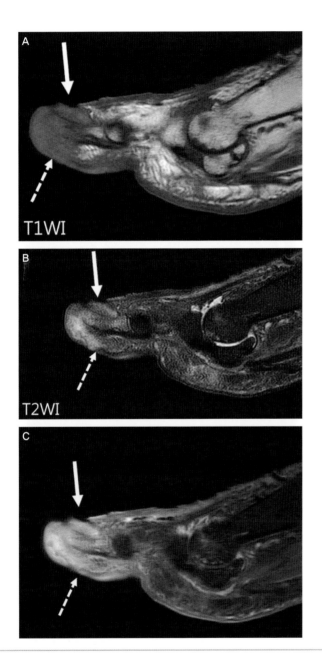

그림 8-12 엄지발가락에 발생한 당뇨발의 MRI 소견

T1강조영상(A), 지방억제 T2강조영상(B), 지방억제 T1강조 조영증강영상(C)에서 엄지발가락 등쪽 연조직에 궤양 소견이 있고(실선 화살표), 하방의 원위지골에 T1 저신호 T2 고신호 강도의 변화가 있으며, 뼈의 피질이 잘 구별되지 않는 부분이 있고 넓은 조영증강이 동반되었다(점선 화살표). 피부창상 감염으로 인한 골수염에 합당한 소견이다.

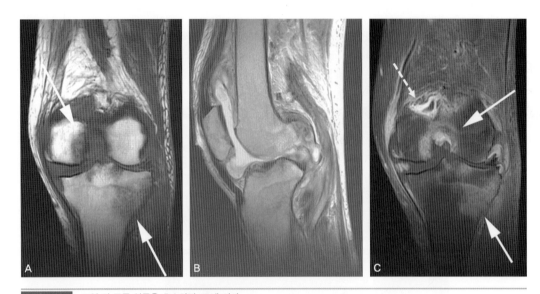

그림 8-13 고열 및 무릎 압통을 호소하던 43세 여자

MRI 관상 T1(A), 시상 T2 강조영상(B), 지방억제 조영증강 T1 강조영상(C)에서 무릎관절의 관절액 증가 소견이 있고 조영증강 시 테두리 조영증강을 보인다(점선 화살표). 관절주변으로 뼈에 골미란이 동반되어 있고 넓은 골수부종이 있다(실선 화살표). 활액막 바깥 조직에 부종이 보인다. 화농관절염에 합당한 소견이다.

이 보인다. 초기의 골수염을 진단하기 위해서 동위원소 검사나 초음파 검사, CT, MRI를 시행하면 도움이 된다.

99mTc-MDP 뼈 스캔에서 병소주위의 염증변화로 혈류가 증가되면서 뼈의 무기물과 미네랄 성분이 5~10% 감소하는 초기에 동위원소 섭취 증가를 보인다. 예민한 검사이기는 하나, 감염 외 여러 질환에서 비슷한 소견을 보여 비특이적이다. 따라서 단순방사선 촬영소견, 동위원소검사, 임상소견 및 혈액소견을 참고하여 진단하고, 필요하면 다른 영상검사를 추가한다. 초음파, CT, MRI에서 보이는 골막하 액체저류가 염증액, 고름, 혈종, 그 밖의 다른 원인에 의한 액체인지 감별을 요할 때, 초음파유도하 천자나 배액, 조직검사를 통해 균 검출 및 약제 선택에 중요한 정보를 제공할 수 있다. CT에서 골피질의 미란과 음영 감소, 미세한 골막반응, 공기음영, 그리고 정상 골수의 지방이 사라지고 염증액이 차면서 골수의 Hounsfield 수치가 증가하는 등의 소견을 볼 수 있지만, 연조직 변화를 보는 데 제한이 있다.

MRI는 골수염의 조기진단에 예민하고, 병변의 해부학적 위치, 크기 그리고 내용물의 성분에 대해 알 수 있는 가장 적합한 영상검사이다. 골수염에서는 조직의 지방함량이 감소하고 염증에 의해 물의 함량이 증가하기 때문에 감염이 시작되고 빠르면 1~2일 후에 T1강조영상에서 골수와 연조직의 신호강도가 낮아지고 T2강조영상에서 신호강도가 높아진다. 이는 염증액과 염증세포의 저류, 염증에 의한 부종, 과혈류와 이차적 허혈 등을 반영하는 소견이다(그림 8-14). T2강조영상(특히, 지방억제기법)에서 골수부종과 골막하 염증액을 흔히 동반하며, 주변 골수부종에 비해 고름이 고인 병소는 신호강도가 매우 증가한다. 감염은 조직 간 구획경계를 넘어서 병변이 진행되는 양상이 특징이다. MRI에서 정상소견을 보이면 골수염의 가능성을 배제할 수 있다. 성인과 달리, 소아의 골수는 지방함량이 상대적으로 낮고 물과 조혈관련 물질의 함량이 상대적으로 높은 적색골수이므로 T1강조영상에서 성인의 골수보다 낮은 신호강도를 보이는 것이 정상이다. 성장판 및 인접한 골간단의 신호강도가 비균질할 수 있으므로 병변으로 오인하면 안 된다.

5) 결핵성관절염과 골수염

결핵성관절염에서는 염증에 의한 혈류증가와 활액증식이 나타나며, 이로 인해 단순방사선 촬영에서 관절액의 증가, 관절부위 뼈의 감소된 음영, bare area의 골미란이 보인다. 관절뼈 음영감소, bare area의 골미란, 서서히 좁아지는 관절간격의 세 가지를 Phemister 세 증후라고 하며 이는 결핵성관절염의 특징적인 소견이다. 질병이 진행할수록 뼈용해가 점점 명확해지고, 부서진 관절연골이나 부골, 섬유질, 치즈괴사(caseous necrosis)물질 등이 관절에 고여서 쌀소체(rice body)가 나타난다. 뼈나 관절주변의 연조직으로 파급되어 농루(fistula), 저온농양(cold abscess), 건염, 활액낭염 등이 생긴다. 뼈나 관절 침범 없이 연조직에 결핵이 생기기도 한다.

CT는 부골을 찾고 뼈용해 정도를 파악하는 데 유용하다. 영상검사에서 다양한 크기의 결핵결절에서 액화가 많이 진행되었으면 낭성으로 보이고, 섬유증이 많으면 고형종괴로 보이고, 치즈괴사의 정도에 따라 매우 다양한 소견을 나타낸

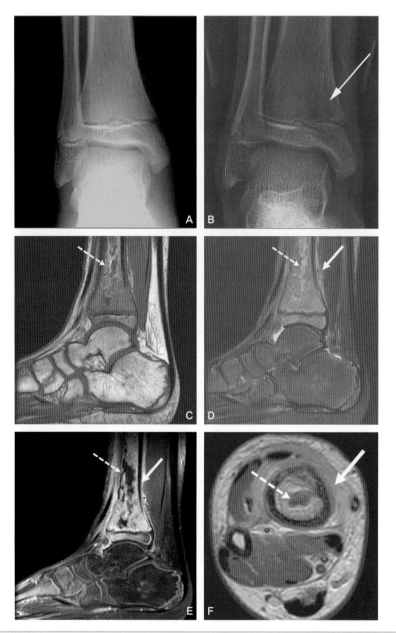

그림 8-14 골수염의 영상소견

A & B. 초기에는 정상 소견으로 보이지만(A), 2주 뒤에 정강이뼈의 원위부 골간단에 경계가 불분명한 골수 음영 감소(실선 화살표)가 보인다(B). 정강이뼈 원위부의 골간단과 골간에 T1 저신호 T2 고신호 강도를 보이는 골수내 농양(점선 화살표)이 있다. C~F. 주변으로 골수부종이 동반되어 있다. 후방으로는 골막반응도 보인다(실선 화살표).

다. MRI에서는 초기소견으로 관절액증가, 활액막증식, 골수부종, 관절연골 불규칙, 연조직의 변화 등을 볼 수 있다. 병변은 T1강조영상에서 낮은 신호강도를 보이고, 결핵결절 내부의 액화, 섬유증, 치즈괴사의 다양성에 따라 T2강조영상에서 병변의 신호강도가 다양하게 보일 수 있다(그림 8-15). T2강조영상에서 낮거나 중등도의 신호강도를 보이는 부분이 조영증강 T1강조영상에서 조영증강이 안 되는 것이 특징이다. 이는 치즈괴사에 의한 소견으로 생각된다.

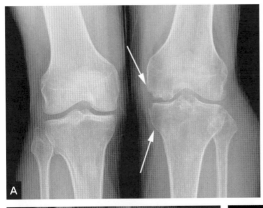

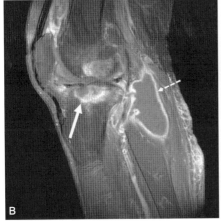

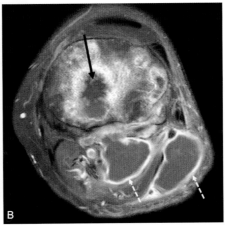

그림 8-15　슬관절의 결핵성관절염의 단순방사선과 MRI 영상 소견

A. 단순방사선 영상에서 왼쪽 무릎관절 주변으로 골미란과 관절뼈 음영감소(화살표)가 보이고 연조직의 부종이 동반되어 있다.　B. MRI 조영증강 지방억제 T1강조영상에서 무릎관절에 관절액이 증가되어 있고 내부에 조영증강이 보인다. 근위부 정강이뼈 내부에 조영증강되는 테를 가지는 농양이 형성되어 있고(실선 화살표), 같은 양상의 병변이 후방의 연조직에도 보인다(점선 화살표).

결핵성골수염은 인접한 관절을 흔하게 침범한다. 단순방사선 촬영에서 뼈의 불분명한 음영감소가 보이고, 피질골미란, 경화성 변화, 골막반응, 뼈 및 연조직 파괴 등을 동반해 다른 골수염이나 미만성 골수질환과 비슷하여 감별이 어렵다. MRI에서는 골수 및 연조직 부종이 거의 대부분에서 보이며, 피질골미란과 연조직 농양도 잘 동반한다. 병변의 골수는 T1강조영상에서 낮은 신호강도, T2강조영상에서는 낮거나 중등도의 신호강도를 보이면서 높은 신호강도를 보이는 부분이 동반될 수 있다. T1강조영상에서 병소(낮은 신호강도)의 내벽을 따라 약간 증가된 신호강도의 얇은 테(rim)가 골수뿐만 아니라 연조직에서도 보일 수 있는데, 이는 화농성농양의 기전과 같다. 조영 후 영상에서 이 테가 조영증강되어 하얗게 보이고 그 내부는 조영증강되지 않는데, 이는 결핵성 치즈괴사의 특징이다. T2강조영상에서 농루가 하얀 줄처럼 보이는데, 조영증강영상에서 기찻길(tram-track)처럼 보일 수 있다.

References

1. Caramia G, Ruffini E, Zaffanello M, et al. Acute bone and joint infections in children and therapeutic options. J Pediatr Infect Dis 2007;2:193-20.

2. Turecki MB, Taljanovic MS, Stubbs AY, et al. Imaging of musculoskeletal soft tissue infections. Skeletal Radiol 2010;39:957-71.

3. Restrepo CS, Gimenez CR, McCarthy K. Imaging of osteomyelitis and musculoskeletal soft tissue infections: corrupt concepts. Rheum Dis Clin North Am 2003;29:89-109.

4. Edlich RF, Cross CL, Dahlstrom JJ, et al. Modern concepts of the diagnosis and treatment of necrotizing fasciitis. J Emerg Med 2010;39:261-5.

5. Ranson M. Imaging of pediatric musculoskeletal infection. Semin Musculoskelet Radiol 2009;13:277-300.

6. Karchevsky M, Schweitzer ME, Morrison WB, et al. MRI findings of septic arthritis and associated osteomyelitis in adults. Am J Roentgenol 2004;182:119-22.

7. Tan PL, Teh J. MRI of the diabetic foot: differentiation of infection from neuropathic change. Br J Radiol 2007;80:939-48.

8. Anaya DA, Dellinger EP. Necrotizing soft-tissue infection: diagnosis and management. Clin Infect Dis 2007;44:705-10.

9. Sia IG, Berbari EF. Infection and musculoskeletal conditions: osteomyelitis. Best Pract Res Clin Rheumatol 2006;20:1065-81.

10. Resnick D. Osteomyelitis, septic arthritis, and soft tissue infection: mechanisms and situations: in diagnosis of bone and joint disorders. 4th ed. Philadelphia: W.B. Saunders. p. 2377-480, 2002.

11. Drosos G. Pyomyositis. A literature review. Acta Orthop Belg 2005;71:9-16.

창상감염
—
Wound Infection

Part III

Treatment

Antiseptics

황지현

창상 세척과 창상 상태에 따른 적절한 소독제 사용은 창상치유에 있어 가장 첫 번째 기본 과정이며 창상 드레싱의 시작이다. 이 장에서는 효과적인 창상치유를 위해 창상 세척과 소독제의 의의와 각 소독제의 역할과 기능에 대해 다루고자 한다.

1. 창상 세척(wound cleansing)

1) 정의

창상 세척이란 창상기저부의 드레싱 잔여물, 세균, 오염물질, 괴사조직 등을 생리식염수나 소독제, 세척용액으로 제거하여 창상을 깨끗하게 씻어내는 것을 의미한다.

2) 방법

창상을 세척할 때는 멸균 생리식염수를 이용하는 것이 일반적이지만, 괴사조직이 있거나 감염이 의심되는 경우에는 소독제를 이용하여 세척할 수 있다. 창상 세척 시 35 ml 주사기, 19 G 바늘을 이용하여 충분한 압력(4~15 psi, 8~30 mmHg)을 적용해야 창상의 기저부를 손상시키지 않으면서 세균이나 잔여물, 괴사조직 등을 가장 효과적으로 제거할 수 있다. 건강한 조직을 손상시키지 않고 창상을 개끗하게 세척하기 위한 가장 좋은 창상 세척용액의 조건은 아래와 같다.

- 정상조직에 독성이 없다.
- 유기물질에 대해서도 효과적이다.
- 세균 수를 줄일 수 있다.
- 과민반응을 일으키지 않는다.
- 폭넓은 이용이 가능하면서 비용효과적이다.
- 안정적으로 오래 사용할 수 있다.

3) 창상 소독제 사용에 대한 의사결정

창상 소독제 사용을 결정하기 위해서는 여러가지 의사결정의 과정이 필요하다. 이를 정리하면 표 9-1과 같다.

표 9-1. 창상 소독제 사용 의사결정 경로(pathway)

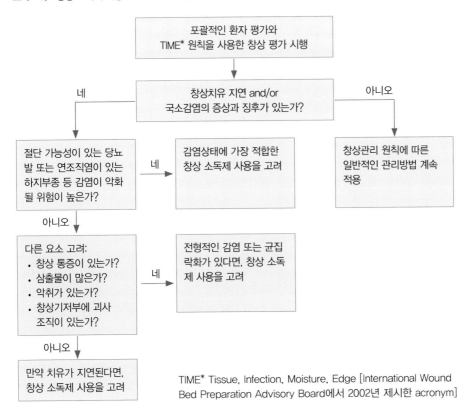

TIME* Tissue, Infection, Moisture, Edge [International Wound Bed Preparation Advisory Board에서 2002년 제시한 acronym]

2. 창상 소독제(antiseptics)

1) 정의

창상 소독제란 미생물(microorganism)의 성장을 늦추거나 미생물을 제거하여 감염을 예방을 하기 위한 화학제품이다. 창상 소독제는 청결창상(clean wound)이나 급성창상(acute wound)보다는 만성창상(chronic wound) 또는 오염/불결 창상, 감염창상(infected wound)에 제한적으로 사용해야 한다. 왜냐하면 창상 소독제의 항균성분이 fibroblast, keratinocytes, neutrophil 등에 독성을 나타내어 창상치유 과정 중 염증기의 기간을 늘리고 재상피화를 지연시키며 창상수축을 방해하여 결과적으로 치유를 지연시키기 때문이다.

2) 감염창상에의 창상 소독제의 장단점

(1) 장점

- 감염부위에 높은 항균력의 물질을 일정한 농도로 제공 가능
- 감염 치료를 위해 투여해야 할 항생제의 총량을 감소시킬 수 있음
- 국소적으로 사용 시 독성 및 전신흡수 가능성이 비교적 낮음
- 전신사용이 불가능한 신규약제 적용 가능
- 전신항생제 사용을 피할 수 있음
- 항생제 내성 가능성 감소
- 외래나 가정에서 손쉽게 적용할 수 있음
- 소아에 있어 치료에 대한 순응도가 좋음

(2) 단점

- 임상에서의 효과가 입증된 소독제가 적음
- 얕은 침투성으로 인해 심부조직 감염이나 연조직염 여부와 상관없이 개방 창상에 대한 적용이 제한적임
- 큰 창상에 사용할 경우 일부 물질의 전신흡수가 발생할 수 있음

- 국소과민증 또는 접촉피부염 유발 가능
- 창상의 정상적인 치유 과정을 방해할 수 있음
- 피부의 정상균주를 변화시킬 수 있음
- 정확한 양을 투여하기 어려움
- 잦은 적용이 필요할 수 있음
- 일부 환자에게는 미용상의 어려움이 있어 적용에 제한이 있음
- 일회용이 아닐 경우에는 반복적인 사용으로 오염될 수 있음

3) 종류

(1) Alcohol

종류	Ethyl alcohol, Isopropyl alcohol, n-propanol
기전	세균의 단백질 탈수 및 지질 용해
항균범위(효능/효과)	그람양성균과 음성균에 효과적이나 포자에는 효과가 없음
창상치유에 미치는 영향	세포독성 정상 피부에 건조 및 자극 유발
주의사항	통증 유발 가능성이 있으므로 개방창상에 사용 제한 정상 피부의 소독제로 사용

(2) Iodine and Iodophors

종류	Polyvinylpyrrolidone-iodine(PVP-I): Povidone-iodine(Betadine, Potadine)
형태	연고(1%, 4.7%, 10%), 용액(1%, 10%), 스크럽(scrub), 젤, 분무 등
기전	세균의 세포벽을 투과하여 단백질과 핵산을 산화시키고 단백질을 요오드화시킴으로써 세포의 기능을 비활성시켜 살균력을 발휘 Iodophor는 요오드에 액화물질을 첨가하여 유리 요오드를 방출시켜 살균력을 발휘 포비돈요오드(povidone-iodine)는 요오드와 계면활성제의 부분결합물로서 수용성 요오드 합성제제임 녹말(starch) 드레싱과 상호작용이 가능
항균범위(효능/효과)	그람양성균 및 음성균, 진균, 바이러스, 포자, 원생동물(protozoa)

〈계속〉

종류	Polyvinylpyrrolidone-iodine(PVP-I): Povidone-iodine(Betadine, Potadine)
창상치유에 미치는 영향	창상의 세균증식을 조절하고 예방하며, 드물지만 내성이 있음 삼출물(고름)을 감소시킴 잠재적인 독성의 정도는 체내 노출 및 농도에 따라 다름 창상의 신장력을 79%까지 감소시키며 상피화를 지연시킴 산화환원전위(redox potential)를 조절하고 혈관신생을 향상시켜 치유 촉진 만성창상의 과도한 단백질분해효소를 억제
부작용	피부 자극, 민감성(통증, 홍반 등)이 있음 광범위한 부위에 장기 사용 시 전신독성 가능성 있음 임산부나 수유부에게 장기 사용 금지 요오드과민증 환자, 갑상선 기능이상 환자, 신부전 환자 및 신생아에게 사용 금지
주의사항	항균작용은 최소 2분 정도의 접촉이 필요 피부와 옷에 물들 수 있음 7.5% 용액은 정상 피부에 외과적 전처지로 이용 1.0% 용액은 급성창상의 치료에 단기간 사용이 적절하며 침습적인 시술을 하기 전 피부준비에 사용
Biofilm에 대한 효과	새로운 biofilm 생성 방해 초기 biofilm 집락 제거 오래된 biofilm 집락을 상당량 감소시킴

(3) Acetic acid

형태	용액(0.25%, 0.5%, 1%)
기전	세포 표면의 pH를 저하시킴
항균범위(효능/효과)	그람양성균 및 음성균(특히 *Pseudomonas aeruginosa*)에 효과적 Biofilm에 대한 효과는 제한적
부작용	섬유모세포에 독성을 유발 비세포독성 수준으로 희석 시 살균력이 지속되지 않음 정상피부 자극이 있으며 창상 통증 유발 넓은 면적에 다량 적용 시 산증 유발
주의사항	용액 사용 시 2주간 유효하나 이후에 계속 감염이 지속될 때는 창상 재사정 필요 화상에서 *Pseudomonas aeruginosa* 집락화 제거에 비용효과적 최근에는 널리 사용되지 않음

(4) Biguanides

① Chlorhexidine gluconate

종류	Hibitan
형태	용액(2%, 4%), 손소독제(0.5%), wipes(0.5%), sponge/brush(4%), foam(4%)
기전	양전하의 클로르헥시딘 글루코네이트가 음전하의 세균의 세포막에 결합하여 살균효과 – 저농도: 세포막 삼투압 평형에 변화를 주어 정균작용만 함 – 고농도: 세포질 내 함유물질을 침적시켜 살균작용 유발
항균범위(효능/효과)	광범위한 항균효과를 보이며, 특히 그람양성균(*Staphylococcus aureus*), 음성균(*Pseudomonas aeruginosa*)에 효과적 결핵균, 바이러스, 포자에 효과 없음
창상치유에 미치는 영향	비교적 안전하고 독성도 적은 편임 염증반응 증가, 창상의 상피화를 지연시킴(각질층에 결합하여 잔류효과가 있음)
부작용	과민반응 있음(아나필락시스, 전신 두드러기, 기관지경련, 기침, 호흡곤란, 천명, 권태감) 포비돈요오드와 병용 시 불활성화
주의사항	눈과 귀에 사용 시 주의 및 금지 적용 후 6시간 효과 유지 외과적 손씻기(surgical scrub), 의료진의 손 세척액, 수술 전 피부준비 (preoperative skin preparation)에 사용

② Polyhexamethylene biguanides (PHMB)

종류	Protosan
형태	계면활성제가 포함된 소독제: 용액(0.02%, 0.04%, 0.1%), 겔(0.1%), 드레싱(0.1%)
기전	세균의 세포막 합성을 방해하여 세포질 내 함유물질을 침적시켜 살균작용 유발
항균범위(효능/효과)	그람양성균(특히 MSSA, MRSA VRE), 그람음성균(특히 *P. aeruginosa*), 포자, 효모균 등의 살균에 효과적
창상치유에 미치는 영향	안전하고 독성이 적은 편임 창상 통증을 빠르고 효과적으로 감소시킴 세균 내성 감소 소독제의 표면장력을 낮추어 창상기저부에 잘 퍼지고 괴사조직이 쉽게 분리 되게 하여 창상치유를 촉진
주의사항	과민반응 있음 임신 초기 4개월 동안은 사용 불가
Biofilm에 대한 효과	Biofilm이 창상기저부 부착을 방해

(5) Octenidine dihydrochloride (OCT)

종류	Octenidine
형태	계면활성제가 포함된 소독제: 용액, 겔
기전	세균의 세포막 합성을 방해하여 세포질 내 함유물질을 침적시켜 살균작용 유발
항균범위(효능/효과)	그람양성균 및 음성균
창상치유에 미치는 영향	안전하고 독성이 적음 편임 전신반응 없음 소독제의 표면장력을 낮추어 창상기저부에 잘 퍼지고 괴사조직이 쉽게 분리되게 하여 창상치유를 촉진
주의사항	겔과 세척용액 두 가지 형태를 함께 또는 따로 사용 가능
Biofilm에 대한 효과	최소 3시간 동안 새로운 Biofilm 형성 방지 최대 72시간 동안 플랑크톤 표현형 biofilm의 성장을 방해

(6) Sodium hypochlorite

종류	Dakin's solution, EUSOL
형태	용액(0.0125%, 0.125%, 0.25% 및 0.5%)
기전	세포벽을 녹여서 살균작용 유발
항균범위(효능/효과)	광범위 항균작용, 진균, 바이러스에 효과적
창상치유에 미치는 영향	창상기저부에서 괴사조직을 분리시키는 데 용이 감염된 만성창상에 효과적
주의사항	항균작용을 위해 장기간 적용이 요구될 수 있음 고름에 의해 비활성화됨
부작용	섬유모세포와 각질세포에 독성 유발: 중성구 이동을 감소시키며 혈관생성과 상피화를 지연 Microcirculation 장애로 조직 내 부종 유발 혈전을 녹이고 출혈 및 통증 유발 넓은 면적에 다량 적용 시 산증 유발
Biofilm 대한 효과	Biofilm에 빠르게 침투하여 미생물 내부를 공격 내성 균주 유발이 적음

(7) Peroxides

종류	3% hydrogen peroxide
형태	용액(1%, 3%), 크림(1%)
기전	산화 손상에 의한 세포사멸 유발
항균범위(효능/효과)	그람양성균 및 음성균에 효과를 내며 혐기균에 효과적
창상치유에 미치는 영향	피부를 건조시키고 육아조직에 궤양을 유발 가능 새로운 상피세포 손상, 혈전의 용해나 출혈을 유발
주의사항	비용이 저렴하나, 임상연구가 충분하지 못함 용액 보관 시 직사광선을 피할 것 사용 후 생리식염수를 이용하여 세척해야 함
부작용	Microcirculation 장애 및 공기색전 유발 섬유모세포 독성 유발

References

1. 이혜옥, 김경자, 김정윤 외. 상처관리. 제2판. In: 상처 감염 관리. 서울: 포널스 출판사.80-2, 2009.

2. Butcher M. PHMB: an effective antimicrobial in wound bioburden management. Br J Nurs 2012;21(12):S16-21.

3. Greener M. Octenidine: antimicrobial activity and clinical efficacy. Wounds UK 2011;7(3):74-8.

4. International Wound Infection Institute (IWII). Wound infection in clinical practice: principles of best practice. Wound International 2016:4-11.

5. Kramer A, Dissemond J, Kim S, et al. Consensus on wound antisepsis: update 2018. Skin Pharmacol and Physiol 2018;31:28-58.

6. Lipski BA, Hoey C. Topical antimicrobial therapy for treating chronic wounds. Clin Infect Dis 2009;49:1541-9.

7. Myer A. Dressings. In: Kloth LC, McCulloch JM, eds. Wound healing alternatives in management. 4th ed. F. A. Davis Company . 2010:184-9.

8. Myers B. Wound management: principles and practice. 3rd ed. Pearson. p. 128--9, 2014.

9. Powers JG, Higham C, Broussard K, et al. Wound healing and treating wounds: chronic wound care and management. J Am Acad Dermatol 2016;74(4):607-25.

10. Rolstad BS, Bryant RA, Nix DP. Topical management. In: Bryant RA, Nix DP, eds. Acute and chronic wounds: current management concepts, 4th ed. Elsevier Mosby. 2012: 297-8.

11. Schultz G, Sibbald G, Falanga V, et al. Wound bed preparation: a systematic approach to wound management. Wound Repair Regen 2003;11:1-28.

12. Spear M. Wound cleansing: solutions and techniques. Plast Surg Nurs 2011;31(1):29-31.

13. To E, Dyck R, Gerber S, et al. The effectiveness of topical polyhexamethylene

Biguanide (PHMB) agents for the treatment of chronic wounds: a systemic review.

Surg Technol Int 2016;29:45-51.

Antibiotics

송준영

1. 항생제의 작용기전과 분류

항생제는 작용기전에 따라서 세포벽 합성을 억제하는 약제(penicillin 계열, cephalosporin 계열, glycopeptide 계열 등), 단백 합성을 억제하는 약제(aminoglycoside 계열, macrolide 계열, tetracycline, clindamycin 등), 핵산 합성을 억제하는 약제(rifampin, quinolone 등), 엽산 합성을 억제하는 약제(trimethoprim-sulfamethoxazole) 그리고 세포막 투과의 변화를 통해 살균효과를 얻는 약제(colistin) 등으로 분류할 수 있다(그림 10-1).

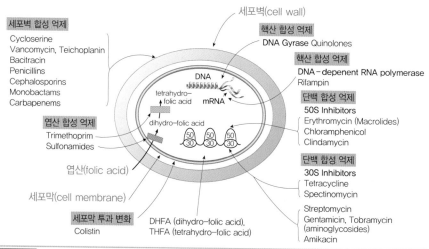

그림 10-1 항생제의 작용기전에 의한 분류

2. 창상감염의 경험적 항생제 치료

피부 및 연조직의 창상감염은 침범부위가 근막 위쪽에 국한되면 표재성감염, 근막보다 더 깊은 부위를 침범하면 심부감염으로 분류한다. 발병요인과 침범부위에 따라서 주요 원인균에 차이가 있으므로 발병요인과 침범부위에 따른 흔한 원인균을 고려하여 경험적 항생제를 선택하며, 배양된 균의 감수성에 따라서 이를 유지 또는 변경하도록 한다(표 10-1, 10-2).

외상 후 발생하는 표재성 창상감염은 피부상재균인 *Staphylococcus aureus* 또는 group A β-hemolytic *Streptococcus pyogenes*에 의한 경우가 흔하므로 cefazolin (1세대 cephalosporin 항생제) 혹은 nafcillin을 경험적 치료 항생제로 선택해야 한다. 그러나, 가스괴저(gas gangrene) 또는 괴사근막염(necrotizing fasciitis)과 같은 심부 창상감염이 의심되는 경우에는 *Clostridium perfringens* 감염 또는 복합균감염(polymicrobial infection)의 가능성이 높으므로, ampicillin/sulbactam과 clindamycin의 병합요법을 일차적으로 권장한다. 환자가 penicillin계 항생제에 대한 과민반응이 있어서 ampicillin/sulbactam을 사용할 수 없다면 clindamycin과 ciprofloxacin 병합요법을 고려할 수 있다. 동물교상 후에 발생한 창상감염은 동물의 구강상재균 감염 가능성을 고려해야 하는데, cefazolin, nafcillin, macrolide, clindamycin 등은 *Pasteurella multocida*에 효과가 없으므로 개나 고양이 교상 환자에게 단독으로 처방해서는 안 된다. 화상 후에 발생한 창상감염은 *Pseudomonas aeruginosa*, *Klebsiella pneumoniae* 등 병독성이 높은 세균감염 가능성과 화상센터별 항생제 내성패턴을 고려하여 경험적 치료제를 선택해야 한다. Methicillin-resistant *S. aureus* (MRSA) 분리율이 높은 기관에서는 초기부터 vancomycin 또는 teicoplanin을 병합투여할 수 있다(표 10-1). 욕창감염(pressure injury infection)은 연조직감염의 깊이와 중증도, 과거 배양된 균종을 고려해 경험적 항생제를 선택하고, 심부 감염 조직검체에서 배양된 균주의 감수성 결과에 따라서 치료제를 변경해야 한다. 수술 후 창상감염은 수술부위 집락균을 고려해 경험적 항생제를 선택해야 하며, 임상경과와 창상부위 배양검사 결과에 따라서 변경이 필요하다.

표 10-1. 창상감염의 발병요인에 따른 주요 원인균과 경험적 항생제 선택

Preceding factors	Common causative organisms	Antibiotic recommendation
Local trauma (superficial wound)	*Staphylococcus aureus* *Streptococcus pyogenes*	IV regimens Cefazolin, nafcillin
Local trauma (deep wound)	*Clostridium perfringens* Polymicrobial infection	IV regimens Ampicillin/sulbactam + clindamycin clindamycin + ciprofloxacin
Human bite	*Streptococcus pyogenes* *Viridans streptococci* *Eikenella corrodens* Anaerobes	IV regimens Ampicillin–sulbactam, cefoxitin, ertapenem PO regimens Amoxicillin/clavulanate, fluoroquinolones + clindamycin, trimethoprim–sulfamethoxazole + metronidazole
Dog bite	*Pasteurella multocida* *Capnocytophaga canimorsus* *Staphylococcus intermedius*	IV regimens Ampicillin/sulbactam, piperacillin/tazobactam, cefoxitin, ertapenem
Cat bite	*Pasteurella multocida* Mixed aerobes and anaerobes	PO regimens Amoxicillin/clavulanate, fluoroquinolones + clindamycin, trimethoprim–sulfamethoxazole + metronidazole
Burn	*Pseudomonas aeruginosa* *Klebsiella pneumoniae*	IV regimens Piperacillin/tazobactam + − vancomycin/teicoplanin carbapenems (meropenem, imipenem, doripenem) + − vancomycin/teicoplanin
Exposure to fresh water*	*Edwardsiella tarda* *Aeromonas hydrophila*	−
Exposure to sea water*	*Vibrio vulnificus* *Mycobacterium marinum*	−

*초기 항생제는 창상감염의 침범부위와 중증도에 따라서 결정하고, 균배양 및 감수성 결과에 따라서 조절함.

표 10 - 2. 원인병원체에 따른 항생제 치료

Causative agents	Antibiotic agents	Adult dosage
Streptococcus pyogenes	Penicillin plus Clindamycin	2~4 million units q4~6h IV 600~900 mg q8h IV
Methicillin‑susceptible Staphylococcus aureus	Nafcillin or Cefazolin	1~2 g q4h IV 1~2 g q8h IV
Methicillin‑resistant Staphylococcus aureus	Vancomycin or Teicoplanin or Linezolid	15 mg/kg q12h IV 6~12 mg/kg q24h IV 600 mg q12h IV
Aeromonas hydrophilia*	Ciprofloxacin or Cefotaxime or Ceftriaxone plus Doxycycline	400 mg q12h IV 1~2 g q8h IV 2 g q24h IV 100 mg bid PO
Pseudomonas aeruginosa	Ceftazidime or Cefepime or Piperacillin/tazobactam or Ciprofloxacin or Amikacin	1~2 g q8h IV 1~2 g q8h IV 3,375~4.5 g q6~8 h IV 400 mg q12 h IV 15 mg/kg q24 h IV
Vibrio vulnificus	Cefotaxime or Ceftriaxone plus Doxycycline	2 g q8 h IV 2 g q24 h IV 100 mg bid PO
Mycobacterium marinum	Azithromycin or Clarithromycin plus Ethambutol plus Rifampin	250~500 mg qd PO 500 mg bid PO 15 mg/kg qd PO 10 mg/kg qd PO

*중등도에 따라서 단독 또는 병합 치료 결정함.

3. 경구항생제 전환 시 고려사항

급성기에는 대개 정맥주사항생제를 투여하며 임상적으로 호전되면 경구전환이 가능한데, 경구항생제 선택 시에는 경구흡수율을 고려해야 한다. Amoxicillin, amoxicillin/clavulanate, moxifloxacin, levofloxacin 등은 경구흡수율이 90% 이상으로 매우 우수한 반면에 ampicillillin, 2세대, 3세대 cephalosporin 계열 항생제의 경구흡수율은 40~70%로 상대적으로 낮다(그림 10-2). 1세대 cephalosporin 중에서도 cephalexin, cefadroxil은 경구흡수율은 좋으나 acetyl기가 없기 때문에 다른 1세대 cephalosporin 항생제에 비해서 항균력이 약하다. 따라서, methicillin-susceptible *S. aureus* (MSSA)에 의한 표재성 창상감염 치료 시 경구흡수율과 항균력이 우수한 amoxicillin/clavulanate를 사용하는 것이 cephalosporin 계열 항생제로 치료하는 것보다 더 효과적이다.

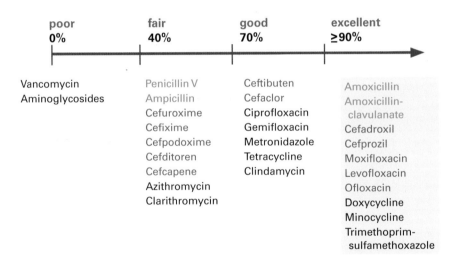

그림 10-2 항생제 종류별 경구흡수율 비교

4. 당뇨발 감염의 항생제 치료

당뇨 환자의 15%가 족부궤양을 경험하게 되며 그중에 반수 이상은 감염이
진행되고, 20%에서는 골수염이 동반된다. 당뇨발 감염(diabetic foot infection)
에 대한 경험적 항생제를 선택할 때에는 과거 균배양 결과, 최근의 항생제 사
용력, 입원력, 감염의 중증도 등을 고려해서 결정해야 한다. 당뇨발 감염의 가
장 흔한 원인균은 산소성(aerobic) 그람양성구균이며, 경도 또는 중등도 감염
증은 그람양성구균에 의한 단독감염인 경우가 많다. 따라서, 과거 치료경험이
없는 경도 또는 중등도 급성 당뇨발 감염에 대해서는 비교적 항균범위가 좁은
1세대 cephalosporin 또는 nafcillin이 적절한 경험적 항생제이다(표 10-3). 다만,
지역사회 MRSA 유병률이 높은 지역에서는 fluoroquinolone, trimethoprim-
sulfamethoxazole, clindamycin 등의 항생제 사용을 고려해야 하며, 원내감염 또
는 의료관련감염의 경우에는 배양 결과 확인 전까지 glycopeptide 계열의 항생제
를 경험적으로 투여할 수 있다. 중증 당뇨발 감염과 항생제 치료 경험이 있는 만
성 당뇨발 감염의 경우, 그람음성간균을 포함한 혼합감염 가능성을 염두에 두고
경험적 항생제를 선택해야 하며, 창상부위의 괴사 또는 괴저가 있고 악취가 나는
경우에는 혐기균 감염 가능성을 고려해야 한다.

당뇨발 감염 환자의 균 동정 이후에는 감수성 결과에 따른 조절이 필요하며,
항생제 치료 기간은 감염의 중증도, 골수염 동반 여부, 수술 후 잔여 감염조직
의 범위에 따라서 결정해야 한다. 경도의 당뇨발 감염에 대한 치료는 경구항생제
로 가능하지만, 중등도/중증 감염과 골수염이 동반된 경우는 초기에 주사용 항생
제 치료 후 경구전환을 고려해야 한다. 항생제 치료 기간은 골수염이 동반되지 않
았다면 필요시 배농술, debridement 등을 시행하고 대개 2~4주간 항생제를 투여
한다(표 10-4). 골수염이 동반된 환자의 치료 기간은 수술방법(debridement 또는
절단)과 감염성 잔여조직의 범위에 따라서 결정해야 한다. 절단 후 잔여조직이 없
는 경우는 2~5일간 단기간 항생제 투여로 충분하다. Debridement 후에 잔여 골
조직의 감염 없이 연조직감염만 남아있다면 수술 후 2~4주간 항생제 치료를 유지

하며, 잔여 골조직감염이 있는 경우는 4~6주 이상 추가적으로 항생제를 투여해야 한다. 수술을 시행하지 못한 경우는 3개월 이상 장기간 항생제 투여를 필요로 한다.

골수염(osteomyelitis)을 동반한 당뇨발 감염 환자의 치료 항생제를 선택할 때는 약제의 골조직침투력을 고려해야 하는데, 친수성약제(hydrophilic agent)보다 지용성약제(lipophilic agent)의 골조직 침투력이 우월하다. 지용성인 linezolid, fluoroquinolone은 골조직침투력이 우수하지만 penicillin과 cephalosporin, qlycopeptide 계열의 항생제는 친수성으로 골조직 내 농도가 상대적으로 낮다 (표 10-5). β-lactam 항생제의 혈중농도 대비 골조직농도는 10~30%로 전반적으로 낮지만, cefepime은 46~76%로 골조직농도가 높아서 골수염 치료에 상대적으로 더 효과적일 수 있다. Fluoroquinolone은 대체적으로 골조직농도가 우수한데 특히 levofloxacin의 골조직농도가 혈중농도의 75%로 가장 좋고, azithromycin, tigecycline 등의 골조직침투력도 매우 우수하다. 반면에, gentamicin과 vancomycin은 골조직농도가 낮기 때문에 골수염 환자의 치료제 선택 시 이를 고려해야 한다.

표 10-3. 당뇨발 감염의 경험적 치료 항생제 선택

Type	Clinical setting	Probable pathogens	Antibiotic agents
Acute, mild–moderate infections	Antibiotic–naïve (low–risk for MRSA)	MSSA, *Streptococcus* spp.	Nafcillin, first–generation cephalosporins, ampicillin/sulbactam, amoxicillin/clavulanate
	Healthcare–associated	MRSA	Glycopeptides (vancomycin, teicoplanin), linezolid
	High local community rates of MRSA	MRSA	Glycopeptides, linezolid, fluoroquinolones (ciprofloxacin, levofloxacin, moxifloxacin), trimethoprim–sulfamethoxazole, doxycycline, clindamycin
Chronic, severe infections	Chronic, previous antibiotic treatment	*S. aureus*, *Streptococcus* spp., Enterobacteriaceae ± anaerobes	Piperacillin/tazobactam, third–generation cephalosporins, cefepime, ertapenem, fluoroquinolones; plus glycopeptides (if MRSA infection is considered)
	Necrotic, gangrenous ischemic limb, foul odor	*S. aureus*, *Streptococcus* spp., Enterobacteriaceae + obligate anaerobes	Fluoroquinolone + clindamycin or metronidazole, cefepime + clindamycin or metronidazole, piperacillin/tazobactam, ertapenem; plus glycopeptides (if MRSA infection is considered)
	Hydrotherapy, green–blue–colored drainage	*Pseudomonas aeruginosa*	Anti–pseudomonal agents (ciprofloxacin, levofloxacin, piperacillin/tazobactam, ceftazidime, cefepime, imipenem, meropenem); plus glycopeptides (if MRSA infection is considered)

MSSA, methicillin–resistant *Staphylococcus aureus*; MRSA, methicillin–susceptible *Staphylococcus aureus*.

표 10 - 4. 당뇨발 감염의 항생제 치료기간

Bone involvement	Severity	Clinical manifestations of infection	Antibiotic route	Duration of therapy
Osteomyelitis (–)	Uninfected	Wound lacking purulence or any manifestations of inflammation	–	–
	Mild	Presence of 2 manifestations of inflammation (purulence, or erythema, pain, tenderness, warmth, or induration) – cellulitis/erythema≤2cm around the ulcer – limited to the skin or superficial subcutaneous tissues – local complication (–), systemic illness (–)	Oral	1~2 weeks (up to 4 weeks)
	Moderate	Cellulitis>2cm, lymphangitic streaking or spread beneath the superficial fascia (deep–tissue abscess, gangrene, involvement of muscle or tendon, etc.)	Initial parenteral, switch to oral	2~4 weeks
	Severe	Systemic toxicity or metabolic instability (fever, chills, tachycardia, hypotension, confusion, vomiting, leukocytosis, acidosis, severe hyperglycemia, or azotemia)	Initial parenteral, switch to oral	2~4 weeks
Osteomyelitis (+)	Moderate/ Severe	Post–amputation (no residual infected bone)	Parenteral or oral	2~5 days
		Residual infected soft tissue	Parenteral or oral	2~4 weeks
		Residual infected viable bone	Initial parenteral, switch to oral	4~6 weeks
		No surgery	Initial parenteral, switch to oral	>3 months

표 10 - 5. 항생제 종류별 골조직 침투력 비교(혈중 농도 대비 골조직 농도)

Category	Antibiotics	Bone/serum concentration ratio
β−lactam	Cefazolin	18%
	Cefuroxime	4~8%
	Ceftriaxone	7~17%
	Cefotaxime	2~28%
	Ceftazidime	54%
	Cefepime	46~76%
	Piperacillin/tazobactam	20~30%
	Ampicillin/sulbactam	15~70%
Carbapenem	Imipenem	≤10%
	Ertapenem	10~20%
Fluoroquinolone	Levofloxacin	75% (35~100%)
	Moxifloxacin	45% (33~105%)
	Ciprofloxacin	35% (27~120%)
Glycopeptide	Vancomycin	20% (5~67%)
	Teicoplanin	15~85%
Macrolide	Azithromycin	250~630%
	Erythromycin	18~28%
Others	Clindamycin	21~45%
	Gentamicin	16~20%
	Linezolid	40~50%
	Tigecycline	35~195%
	Rifampin	57%

References

1. 대한감염학회. 항생제의 길잡이 제4판. 파주: 군자출판사. 2016.

2. Kwak YG, Choi SH, Kim T, et al. Clinical guidelines for the antibiotic treatment for community-acquired skin and soft tissue infection. Infect Chemother 2017;49:301-25.

3. Kwon KT, Armstrong DG. Microbiology and antimicrobial therapy for diabetic foot infections. Infect Chemother 2018;50:11-20.

4. Landersdorfer CB, Bulitta JB, Kinzig M, et al. Penetration of antibacterials into bone: pharmacokinetic, pharmacodynamic and bioanalytical considerations. Clin Pharmacokinet 2009;48:89-124.

5. Lipsky BA, Berendt AR, Cornia PB, et al. 2012 Infectious Diseases Society of America clinical practice guideline for the diagnosis and treatment of diabetic foot infections. Clin Infect Dis 2012;54(12): e132-73.

6. Mandell GL, Bennett JE, Dolin R. Mandell, Douglas, and Bennett's principles and practice of infectious diseases. 8th ed. Philadelphia: Elsevier Inc. 2015.

7. Onufrak NJ, Forrest A, Gonzalez D. Pharmacokinetic and pharmacodynamic principles of anti-infective dosing. Clin Ther 2016;38:1930-47.

8. Song JY. Antimicrobial therapy in diabetic foot infections. J Korean Diabetes 2011;12:83-7.

Non-Surgical Debridement

이예나, 손지원

Debridement는 창상으로부터 죽은 조직이나 이물질을 제거하여 정상적인 치유 과정으로 진입하도록 돕는 필수적인 과정이다. 이 장에서는 debridement의 정의와 목적, 그리고 surgical debridement를 제외한 non-surgical debridement에 대해 다루고자 한다.

1. Debridement의 정의와 목적

1) Debridement의 정의

창상의 치유 과정 중 염증기(inflammatory phase) 과정에서 중성구(neutrophil)나 대식세포는 창상에 잔존하는, 이미 그 역할을 다 한 혈소판 등의 찌꺼기들을 소화시키고 제거한다. 하지만 이런 debris가 다량으로 쌓이면 청소 과정이 오히려 압도되어 제대로 기능을 못하게 된다. 괴사조직이 축적되면 염증세포가 지속되어 결합 창상에 대식세포 작용이 과다하게 요구되는데, 이 둘은 모두 궁극적으로 창상치유를 지연시키게 된다. 결국 괴사조직을 제거하는 debridement는 국소적 치료에 필수적이며 창상관리의 중요한 요소이다.

2) Debridement의 목적

(1) 창상의 bioburden을 줄여준다.

(2) 악화되고 있는 창상에서 감염을 억제하거나 그 발생을 예방한다.

(3) 창상에 괴사조직이 있을 경우 생존가능한 조직을 정확히 평가하는 데 방해가 될 수 있으므로, 이를 제거함으로써 창상의 관찰과 평가를 용이하게 해준다.

(4) 창상 내의 단백질분해효소와 cytokine의 양을 급성창상 수준으로 떨어뜨려 창상치유의 염증기를 만성적으로 지속시키는 악순환의 고리를 끊는다.

2. Debridement의 종류

Debridement의 종류는 여러 기준에 따라 선택적인 방법과 비선택적인 방법 등으로 다양하게 구분할 수 있다. 선택적인 방법이란 괴사조직만 골라서 제거하는 방법이고, 비선택적 방법은 괴사조직뿐만 아니라 정상조직에도 손상을 줄 수 있는 방법을 말한다. 가장 일반적으로 debridement를 나누는 방법은 메커니즘에 나누는 것으로 autolytic debridement, chemical debridement, biologic debridement, mechanical debridement, sharp debridement 그리고 surgical debridement로 분류한다. 이 중에서 한 가지 debridement가 창상의 괴사조직을 제거하기 위해 주된 방법으로 선택될 수는 있지만, 다양한 debridement를 함께 시행하는 경우도 있다. 이 장에서는 surgical debridement (Chapter 12 참조)를 제외한 비수술적 debridement를 다루고자 한다.

1) Autolytic debridement

Autolytic debridement는 창상의 치유 과정에 있어서 자연적으로 발생하는 작용으로 대식세포와 중성구가 생성하는 elastase, collagenase, acid hydrolase, lysosome 등과 같은 내인성 단백분해효소(endogenous proteolytic enzyme)에 의해 건강한 조직으로부터 괴사조직과 가피(eschar)를 녹이고 분리하는 것이다. Hydrogel과 hydrocolloid 등의 습윤 드레싱제들은 포식세포(phagocytic cell)에 의한 이러한 작용을 촉진시키고, slough를 녹여 조직재생을 촉진시키는 환경을 만들어내는 데 도움이 되며, slough나 괴사조직이 있는 부위가 작은 창상은 autolytic debridement의 좋은 적응증이 될 수 있다. 일반적인 autolytic debridement는 hydrogel과 같은 습윤 드레싱을 사용하여 괴사조직을 분해하고 hydrocolloid 제품 같은 흡수성 폐쇄 드레싱(absorptive occlusive dressing)으로 삼출물을 흡수하는 것이다(그림 11-1). 쉽게 제거되지 않는 가피의 경우는 딱딱한 가피 표면에 메스로 여러 군데 절개(cross-hatching, scoring incision)를 넣어 autolytic debridement 과정을 촉진시킬 수 있다(그림 11-2).

Autolytic debridement는 창상치유에 유리한 습윤한 환경을 조성해주며, 최소 침습적이어서 환자에게 통증을 거의 일으키지 않는다는 장점을 가지고 있다. 난이도가 높지 않아 교육이 쉽고, 간단한 드레싱으로 가능하기 때문에 누구나 쉽게 할 수 있다. 하지만 창상이 클 경우 시간이 많이 소요되고, 진행하는 동안 창상을 관찰할 수 없으며, 악취가 날 수 있다는 단점이 있다.

Autolytic debridement는 습윤한 환경을 조성하기 때문에 감염이 더 진행될 수 있어서 감염이 있거나 너무 깊은 창상에는 금기이다. 또한 창상의 상태가 나빠서 빠르고 적극적인 debridement를 해야 하는 경우에는 surgical debridement나 sharp debridement를 시행하는 것이 좋다. Autolytic debridement의 속도는 창상의 크기나 환자의 전신상태 등에 따라 다를 수 있지만 대개 3~4일 만에 호전된다. 따라서 72시간 이내에 괴사조직이 제거되지 않는다면 다른 debridement 방법을 고려해보는 것이 좋다. 또한 여기에 사용하는 hydrocolloid에 포함된 성분이 allergic contact dermatitis를 일으킬 수도 있으므로 주변 피부도 주의깊게 관찰해야 한다.

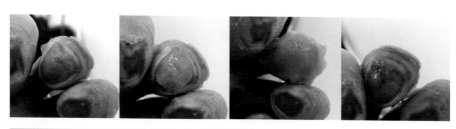

그림 11-1 Hydrogel과 hydrocolloid를 이용한 일반적인 autolytic debridement

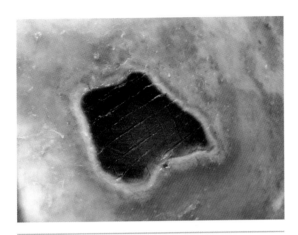

그림 11-2 가피의 autolytic debridement를 촉진시키기 위한 cross-hatching

2) Enzymatic debridement

Enzymatic debridement는 단단한 괴사조직을 빠르게 부드럽게 만드는 데 도움이 되는 물질이며, 필요에 따라 독특한 화학적 활동성을 갖는 여러 종류의 다른 괴사조직 제거효소를 선택하여 사용하면 된다. 주로 괴사조직이 얇지만 넓게 퍼져 있고 양이 많은 창상에 사용되며 특히 eschar가 많은 경우에 유용하게 사용된다. 이 방법에 사용되는 주요 효소에는 단백질분해효소(proteolytic enzyme), 섬유소 용해효소(fibrinolytic enzyme), 콜라겐분해효소(collagenase)가 있다.

Enzymatic debridement는 많은 경우에서 autolysis debridement보다 빠르며, surgical debridement보다 정상조직을 덜 손상시키는 보존적인 방법이다. 하지만 가격이 비싸고, 처방전이 필요하다는 단점을 가지고 있다. 무엇보다도 효소제품 들의 국내수입이 중단되어 현재는 우리나라에서 사용이 불가능하다.

Enzymatic debridement로 인하여 주변에 피부염이 생길 수 있으므로 주변 피부를 잘 관찰해야 하며, 이차 드레싱을 선택할 때 창상의 상태를 보고 판단한다. 효소를 하루에 한 번 또는 두 번 적용하는데, 자주 적용해야 할 경우에는 비용적인 부분도 고려하여 선택해야 한다.

3) Biologic debridement

Biologic debridement의 대표적인 방법은 구더기요법(maggot therapy)이다. 구더기는 괴사조직을 제거해주고, 항균물질 분비 및 섬유모세포(fibroblast) 자극을 통해 여러 종류의 성장인자 분비 기능을 활성화시켜서 창상치유를 촉진한다(그림 11-3).

구더기의 입에 있는 입 갈고리(mouth hook)와 몸에 있는 갈고리(spicule)를 이용하여 조직에 물리적 자극을 주고 단백질분해효소를 분비하여 정상조직에 피해를 주지 않고 괴사조직을 녹인 후 먹이로 섭취하여 debridement가 이루어진다. 동시에 항균기능이 있는 다량의 효소들을 분비하여 세균들을 죽이는 효과를 내며 구더기의 장에서 소화를 시켜 창상부위를 알칼리화시킨다. 그러나 교원질분해효소는 분비하지 않는다.

구더기 치료에 대한 합병증은 아직 크게 보고된 것은 없으나 두피의 창상에 도포했을 때 두개골을 뚫고 뇌까지 구더기가 퍼져 의식상실로 이어졌던 사례가 보고되었다. 만성창상의 경우 다량의 분비물로 인해 피부염이 발생할 수도 있으므로 주의하여 적용해야 한다. 또한 골수염(osteomyelitis)의 가능성이 있는 깊은 창상의 경우에는 효과의 한계가 있다.

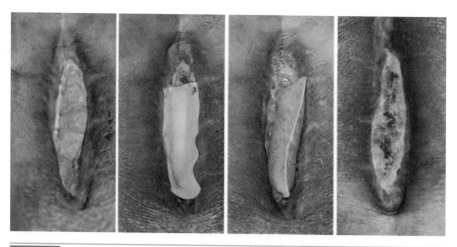

그림 11-3 그물망으로 만들어진 주머니에 담겨있는 구더기를 이용한 biologic debridement

4) Mechanical debridement

Mechanical debridement는 wet-to-dry gauze 드레싱, hydrotherapy 등이 있다. Wet-to-dry 거즈 드레싱은 식염수 등으로 적신 거즈로 창상을 덮고 이를 말린후 드레싱을 제거하면 드레싱에 붙어 있던 괴사조직 역시 같이 제거되는 것을 이용한 방법이다(그림 11-4).

젖은 거즈가 마르면서 거즈에 달라붙게 되는 창상표면의 괴사조직과 세균들이 거즈 교환과 함께 제거되는 원리인데, 그렇기 때문에 창상의 굴곡에 맞춰서 젖은 거즈를 정확히 접촉시키는 것이 중요하다. 그러나 wet-to-dry gauze는 제거시에 통증을 유발할 수 있으므로 이러한 단점을 극복하기 위한 드레싱 제품도 있다. 세균이 거즈에 달라붙는 wet-to-dry 드레싱의 원리를 더욱 과학적이고 효과적으로 응용한 소수성 드레싱제(Sorbact®)가 이에 해당된다. 세균과 진균(fungus)들이 소수성을 띠는 성질을 이용하여 역시 소수성인 드레싱제와 접촉시키면 드레싱제 표면과 강력히 결합하게 되어 드레싱을 제거할 때 창상으로부터 드레싱과 함께 세균이 제거되는 원리이다(그림 11-5). 두 종류의 소수성 분자들끼리 서로 당기는 힘은 없지만 이들을 둘러싸고 있는 수분을 포함하고 있는 창상분비물에 의해 세균과 소수성 드레싱제를 강제적으로 결합시키게 된다.

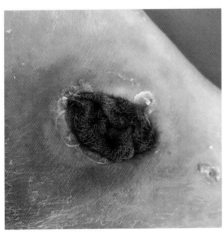
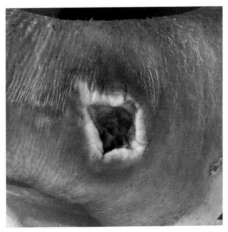

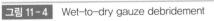

그림 11-4 Wet-to-dry gauze debridement   **그림 11-5** 소수성 드레싱제(Sorbact®)

Hydrotherapy는 물을 이용한 debridement 방법으로 high-pressure irrigation 과 whirlpool bath가 있다. 최근에는 날카로운 수술기구를 사용하는 surgical debridement 대신 waterjet의 높은 압력을 이용하여 정상조직에 손상을 덜 주면서 괴사조직을 제거하는 장비(Versajet II® hydrosurgical system)가 사용되기도 한다 (그림 11-6). 또한 초음파를 이용한 waterjet을 사용하면 창상 내 더 깊은 부위의 괴사 조직을 제거할 수도 있다(그림 11-7).

Wet-to-dry 방법의 경우, 통증이나 출혈을 동반할 수 있으므로 이에 대한 사정과 중재를 함께 해야 한다. 또한 hydrotherapy는 창상 주위에 maceration을 유발하며, 물로 전파되는 병원균에 의해 감염이 일어나거나 창상을 오염시킬 수 있어 주의해야 한다.

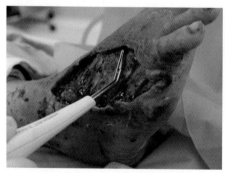

그림 11-6 고압의 waterjet으로 괴사조직을 제거하는 Versajet II®

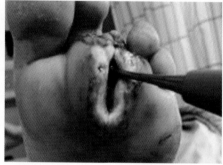

그림 11-7 Ultrasonic waterjet

5) Sharp debridement

Sharp debridement는 수술적 기구를 사용하여 괴사조직을 빠르게 제거할 수 있는 방법이다. 수술적 기구를 사용한다는 점이 surgical debridement와 동일하나 sharp debridement는 보다 얕은 창상에서 시행하며, 수술방이 아닌 침상 옆이나 외래에서 주로 시행되는 방법이다(그림 11-8). Sharp debridement에 사용하는 기구 들은 surgical debridement에서 사용하는 기구와 거의 동일하므로 Chapter 12를 참조한다. 의사뿐만 아니라 다른 창상전문의료진들도 행할 수 있는 방법으로 각 국가의 규정이나 원내 규정 등에 따라 시행하면 된다. 비수술적 debridement 중에서 가장 빠르고 적극적인 debridement라고 할 수 있지만 기구를 사용하는 적극적인 debridement이기 때문에 의료진의 경험과 역량이 부족할 경우에는 시행하지 않은 것이 좋으며, 혈액순환 정도와 감염 여부를 고려해야 한다. 혈소판감소증이 있거나 항응고제를 사용하는 환자는 주의해야 하고 시행 전 진통제를 투여하는 등의 통증 조절 역시 필요할 수 있다. 효과적인 sharp debridement를 위해 세균의 군집 위치를 확인할 수 있는 장비가 있는데(그림 11-9), 이 장비는 창상에 자외선을 조사하여 세균이 호흡하면서 발생하는 형광물질을 감지하여 색상으로 표현해 주므로 이를 통해 군집의 위치를 파악하여 정확한 sharp debridement를 시행할 수 있게 해 준다.

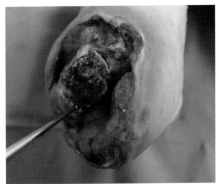
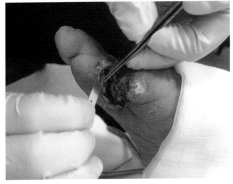

그림 11-8 수술실이 아닌 침상 옆이나 외래 등에서 시행되는 sharp debridement

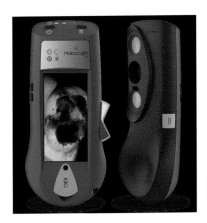

그림 11-9 세균들이 생성하는 형광물질을 감지하여 색상으로 표현해주는 Moleculight® system

References

1. 한승규. 당뇨성 창상의 이해와 치료. 파주: 군자출판사. 2008.

2. Wound, Ostomy, and Continence Nurses Society, Doughty DB, McNichol LL. Wound, Ostomy, and Continence Nurses Society® core curriculum: wound management. Wolters Kluwer. 2015.

3. Emsen IM. Fatal side effect of maggot treatment on wound healing. Plast Reconstr Sur 2007;119(5):1624.

4. Bryant RA, Nix DP. Acute and chronic wounds: current management concepts, 4th ed. Elsevier Mosby. 2012

5. Ousey K, McIntosh C. Understanding wound bed preparation and wound debridement. Br J Community Nur 2010;15 Suppl 1:S22-8.

6. Ramundo J, Gray M. Enzymatic wound debridement. J Wound Ostomy Continence Nurs 2008;35(3): 273-80.

Surgical Debridement

정재아

바로 앞 장에서 설명된 5종류의 non-surgical debridement들은 수술실 외의 공간인 환자의 침상 옆이나 외래, 병동 처치실 등에서 불필요한 조직을 제거하는 비교적 덜 침습적인 방법들이다. 이 장에서는 창상감염이 전신적인 패혈증(sepsis)이나 연조직염(cellulitis) 등으로 진행된다고 의심되는 환자에 있어서, 가장 빠르게 수술실에서 surgical debridement를 하는 방법과 그 때의 주의점을 중심으로 소개하고자 한다(그림 12-1).

1. Surgical debridement의 정의

Surgical debridement란 죽거나 감염이 있어 필요 없는 조직을 빠른 시간 내에 날카로운 도구를 이용하여 제거하는 것으로, 수술실에서 시행한다는 점이 앞에서 설명한 sharp debridement와의 차이점이다. 비교적 큰 창상, 감염이 심한 창상, 광범위한 세척이 필요한 창상, 진정마취가 필요한 환자에 있어서 빠르게 위험한 상황을 극복하기 위해 surgical debridement를 고려하게 되고, 주변부를 완전히 소독하고 소독포로 덮은 뒤 시행하므로, 다른 debridement들에 비해 가장 빠르고, 무균적인 처치가 가능하다는 장점이 있다. 하지만 수술실에서 시행하여 비용이 많이 들고, 환자의 통증 조절을 위해 마취가 필요하고 수술 후에도 진통제가

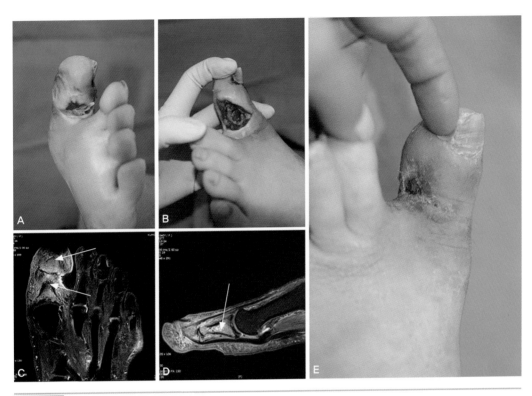

그림 12-1

갑자기 진행된 엄지발가락과 발등 쪽으로 퍼지는 홍반소견(A)으로 내원한 38세 당뇨발 환자로, 빠른 surgical debridement를 시행하여 퍼져 나가고 있던 고름을 배농하고 뼈조직까지 감염이 퍼져 있음을 확인하였다(B). 시행한 MRI(C, D)상에서도 골수염을 확인할 수 있었다(화살표). 감염된 뼈에서 채취한 조직으로 균배양 검사를 시행하였고, MRSA 검출되어 적절한 항생제 치료와 드레싱 및 serial sharp debridement를 유지하여 엄지발가락의 절단을 막을 수 있었다(E).

필요한 경우가 많기 때문에 여러 차례 시행하기 어렵다. 무엇보다 가장 중요한 점은 경험이 있는 숙련된 의사에 의해 시행되어야 효과적인 시술이 이루어진다는 것이다.

1) Surgical debridement 방법

Surgical debridement 전에는 반드시 환자의 과거 및 현재 병력을 확인해 보아야 한다. 이는 침습적인 처치이기 때문에 혈소판 관련질환이 있지는 않는지, 혈류상태는 괜찮은지, 신경학적증상이 있는지, 항혈소판제 등 약물을 복용 중인지 등을 확인 후 계획을 세우는 것이 필요하다. 또한 반드시 환자와 보호자에게 절차, 기대하는 효과, 위험요소, 합병증 등을 상세히 설명하고, 동의서를 받은 후 시행해야한다.

우선 소독제를 시술부위에 도포한 뒤, 멸균소독포로 주변을 덮어서 시술 후감염을 예방한다. 적절하게 마취를 시행 후, 환자와 시술자 모두 편안한 자세에서 debridement를 시행한다.

창상의 치료를 시작하는 데 있어서 가장 중요한 수술적 단계는 모든 이물질과건강하지 않거나 재생 가능성이 없는 조직들을 충분히 안전하게 제거하는 것이다(그림 12-2, 12-3 & 12-4). 건강한 조직들이 상하지 않도록 atraumatic handling이 중요하며, 이러한 건강한 조직들은 창상치유의 밑바탕이 된다. Surgical debridement의목표는 혈행이 좋은 정상적인 조직이 드러날 때까지 괴사된 조직을 제거하는 것이다. 급성창상에서는 모든 이물질을 제거하고 적절한 지혈 및 드레싱을 하여 빠른 창상치유를 도모하고, 만성창상에서는 감염조직이나 biofilm을 제거하여 급성창상으로 만들어 주는 것이 중요하다.

만성창상에서 surgical debridement를 시행할 경우 얼핏 보기에 피부와 얕은층에 국한된 듯한 궤양이 sinus를 만들어 깊은 곳까지 연결되어 있는 경우가 있으므로, 이러한 경우 연결된 부위 전체를 제거하거나 열어 두고 깊은 곳에서 조직을채취하여 세균배양 검사를 시행하는 것이 필요하다.

적절한 surgical debridement를 위해서는 이빨이 있는 tissue forceps, iris scissors, curette, elevator, rasp, rongeur, hemostat, scalpel handle with disposable blade #10, #11, #15, wound measuring devices, 카메라, 멸균 장갑, drape, 거즈, 그리고 lidocaine이나 bupivacaine 등의 국소마취제제 등이 준비되어있어야 한다(표 12-1). 이들 기구를 능숙하게 다룰 수 있는 의료진이 surgical debridement를 계획하여야 하며, 만일의 상황에 대비하여 debridement에 앞서 혈압, 산소포화도, 맥박 모니터를 연결한다. 시술할 부위를 광범위하게 소독을 하고소독포로 drape를 한 뒤 aseptic field를 유지한 채 시행해야 외부감염을 막을 수있다.

특정 바이러스 혹은 균감염이 있는 환자의 경우, 의사가 역으로 감염되는 상황을 방지하기 위해 반드시 적절한 보호장구를 착용하고, blade나 날카로운 기구를 사용할 때 주의해야 한다.

Scalpel이나 scissors를 이용해, 창상면에 수평으로 괴사조직을 제거해야 하며, 기구의 뾰족한 끝 부분은 반드시 직접 확인 후 더 전진하도록 해야 의도치 않은 혈관 및 신경 손상 등을 막을 수 있다. 광범위한 창상면을 긁어낼 필요가 있을 때나 깊은 pocket 안을 긁어내야 할 때는 주로 curette을 사용하면 되고, 죽은 조직이나 인대, 근막, 뼈 등을 뜯어내야 할 때는 rongeur를 사용하면 편리하다. Debridement의 end point는 숙련된 의료진의 판단에 의해 결정되는데, 적절하고 빠른 창상호전을 좌우하는 중요한 요소이다. 보통 깨끗한 wound bed가 노출되고, 건강한 점상출혈이 있을 때까지 진행하게 된다. Debridement를 마무리한 후에는 반드시 적절히 지혈한 후 식염수로 세척하고, 깊은 부위에서 채취한 감염조직은 세균배양 검사를 시행하며 필요하다면 예방적항생제 치료를 시작한다.

일단 한 차례의 surgical debridement가 마무리되면, 창상의 상태에 따라 wet dressing 혹은 dry dressing 등 적절한 dressing으로 창상을 덮고, 주기적인 관찰을 통해 추가적인 debridement 여부를 결정한다. 당뇨발의 경우 창상의 진행속도가 느리기 때문에, 지난번에는 아직 회복이 가능해 보이던 피부의 괴사가 더 진행되는 경우도 있고, 혈행이 떨어지면서 괴사범위가 확대되는 경우도 있다. 또한 첫 번째 debridement에서 감염부위를 완전히 배농하지 못했을 경우 감염이 더 근위부로 진행하기도 한다. 이러한 경과를 관찰하면서 완전히 깨끗한 wound bed가 나올 때까지 일주일에 한 번에서 두 번씩 serial debridement를 시행하게 된다.

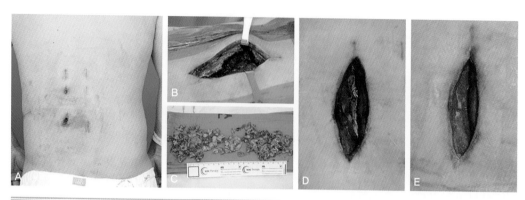

그림 12-2

허리뼈 골절로 금속내부고정술을 시행받은 후 감염소견으로 내원한 35세 환자로, 피부는 비교적 상태가 양호해 보이지만 고름이 나오는 작은 창상과 함께 아래쪽으로 촉지되는 감염조직이 있어(A) surgical debridement를 시행하였다. Skin incision을 넣자 다량의 고름과 함께 괴사된 지방 및 근육조직이 있어(B) 모두 제거하였다(C). 노출된 금속부분(D)은 세척과 함께 음압치료(negative pressure wound therapy)를 유지한 후(E) 근육피판술로 마무리하였다.

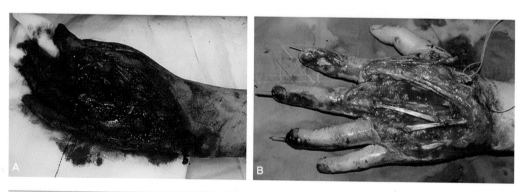

그림 12-3

교통사고로 다발성 골절 및 연부조직 손상으로 내원한 20세 환자로, 응급실 내원 당시 창상 전반에 이물질 및 파편이 있어(A) 바로 세척 및 exploration을 위해 수술을 준비하였다. 이렇게 마취 하에 세척 및 지혈, exploration이 필요한 환자는 수술실에서 surgical debridement를 하면서 재생 가능성이 없는 조직을 제거하고, 적절한 다음 plan을 세우는 것이 중요하다(B).

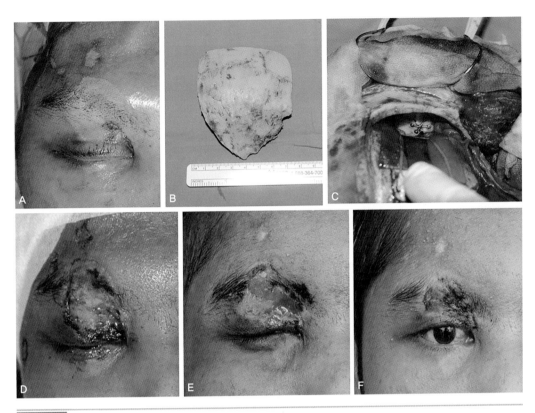

그림 12 - 4

근무 중 뜨거운 금속막대가 눈썹부위를 통해 뇌까지 관통하여 입은 화상으로(A) 내원한 34세 외국인 환자로, 응급수술로 뇌출혈 제거와 두개골 기저부 뼈 결손부위의 자가 뼈이식을 시행하였다(B, C). 그 이후 상안검 부위 3도 화상의 괴사범위가 결정되기를 기다렸다가(D) 안와 안쪽까지 surgical debridement를 시행하였다(E). Wound bed가 깨끗한 것을 확인한 후, 피부이식을 통해 창상치유를 마무리하였다(F).

표 12-1. Surgical debridement에 필요한 도구들

Debridement에 사용하는 도구 중에는 침습적인 도구들이 많기 때문에 반복된 연습을 통해서 본인의 손에 익숙해진 후 적절히 사용하는 것이 좋다.

사진	이름	용도
	Adson fine tooth forceps	피부 등 약한 조직을 잡을 때 사용
	Castroviejo forceps	얼굴 피부 등의 섬세한 조직을 잡을 때 사용
	Skin hook	수술 부위 노출을 위해 피부를 당길 때 사용
	Vein retractor	수술 부위 노출을 위해 얕은 조직을 당길 때 사용

〈계속〉

사진	이름	용도
	Senn retractor	주로 손이나 발 수술에 있어서 조직을 당길 때 사용. 한 쪽은 L자 모양이고, 나머지 한 쪽은 갈고리 모양으로 비교적 날카로움
	Army-Navy retractor	수술 부위를 노출을 위해 비교적 깊은 조직 및 근육, 장기 등을 당길 때 사용
	Freer elevator	수술 중 조직을 무디게 박리하거나 근막, 뼈막 등을 벗길 때 사용
	Scalpel handles with disposable blade #10, #15, #11	#10 blade는 curved cutting edge를 가지고 있고, 피부 혹은 근육에 incision을 넣을 때 주로 쓰며 다량의 조직을 debridement할 때도 자주 쓰임 #15 blade는 #10 blade의 작은 버전으로, short and precise incision에 가장 널리 쓰임 #11 blade는 elongated triangular 모양으로 sharpened strong pointed tip을 가지고 있어서 stab incision을 넣거나 봉합사를 제거할 때 널리 쓰임

〈계속〉

사진	이름	용도
	Ferguson – Frazier suction tube	수술 부위에서 조직액 및 체액 등을 제거할 때 사용
	Rongeur	죽은 근육, 인대 등의 조직을 뜯어낼 때 사용하기에 유용함
	Curette	Sinus tract이 형성된 창상의 debridement나 지저분한 창상면을 긁어낼 때 사용
	Ring forceps	수술 시 지혈 등을 위해 조직을 젖힐 때 거즈나 스펀지를 물어서 사용

〈계속〉

사진	이름	용도
	Kelly forceps	Hemostat의 일종으로, 원래는 지혈을 위한 목적으로 고안됨. 지혈을 위해 혈관을 잡거나 제거할 조직을 잡을 때 사용
	Mosquito forceps curved	Hemostat의 일종으로 Kelly forceps보다 더 작은 혈관이나 섬세한 조직을 잡을 때 사용
	Towel clip	수술용 무균적 드레이프를 위한 수술 포를 고정할 때 사용
	Stevens tenotomy scissors	조직을 섬세하게 박리하거나 제거할 때 사용하는 도구 중 하나

〈계속〉

사진	이름	용도
	Strabismus scissors curved	조직을 섬세하게 박리하거나 제거할 때 사용하는 도구 중 하나
	Iris scissors	크기가 작고 tip이 굉장히 날카로운 특징을 가지며, 조직을 섬세하게 제거할 때 사용
	Metzenbaum scissors curved	조직을 박리하거나 제거할 때 사용하는 도구 중 하나
	Mayo scissors curved and straight	비교적 두꺼운 조직을 제거하거나 박리할 때 사용

〈계속〉

사진	이름	용도
	Needle holder	봉합사의 바늘을 잡아서 봉합할 때 사용. 봉합사의 굵기 및 바늘의 크기에 따라 needle holder의 크기를 달리 해야함.

2) 적응증

진행되는 연조직염이 있거나, 광범위한 괴사조직이 있거나, 이물질이 있거나, 골수염이 의심될 때 등 여러 경우에 surgical debridement를 고려할 수 있다(그림 12-5, 12-6 & 12-7).

3) 금기

일부 문헌에서는 말기 암환자, 자가면역질환 환자 등에서는 surgical debride-ment를 시행하지 말아야 한다고 제시하지만, 경험이 많은 외과의사의 경우 debridement가 꼭 필요한 창상에서 시행하기도 한다. 하지만 제거해야 할 조직과 보존해야 할 조직에 대한 판단이 부족하거나, debridement 후 더 커진 창상에 대한 해결이 어려운 경우라면 앞에 소개된 다른 보존적인 방법을 우선 고려하는 것이 좋다.

대부분의 숙련된 외과의사는 surgical debridement의 절대적인 금기는 없다고 생각할 것이다. 다만, 항혈소판제를 복용 중이거나, 위험요소가 있는 환자에 있어서는 debridement를 시행하는 것이 득이 될 것인가 해가 될 것인가를 잘 고려해야 한다. 여명이 얼마 남지 않은 환자에서는 surgical debridement는 스트레스 요인이 될 수 있으므로 좀 더 보존적인 방법을 생각해보는 것이 좋다(그림 12-8, 12-9).

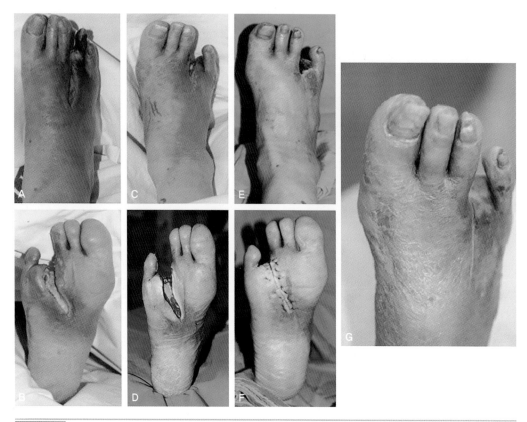

그림 12-5

4번째 발가락의 괴사 및 주변부위 감염(A, B)으로 내원한 91세 당뇨발 환자로, 치매로 인해 진정마취가 필요하였으며, serial surgical debridement를 통해 wound bed를 깨끗하게 한 후(C, D, E) 봉합하여(F) 창상치유를 마무리하였다(G).

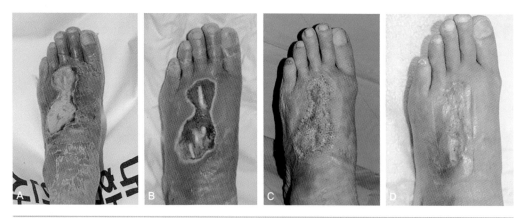

그림 12-6

교통사고로 괴사된 발등 창상(A) 때문에 내원한 74세 환자로, serial surgical debridement를 통해 wound bed가 깨끗해진 후(B) 피부이식을 시행하여(C) 창상을 치유하였다(D).

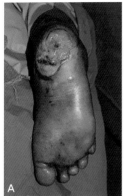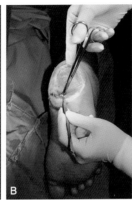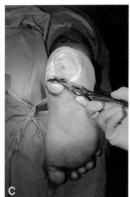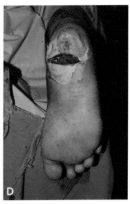

그림 12-7

온열기에 화상을 입어 내원한 55세 당뇨발 환자로, 발바닥의 괴사된 조직(A)에 대해 surgical debridement를 시행하였다(B). 발바닥은 각질층이 두꺼워서 이를 제거하기 전에는 내부의 창상을 정확히 평가하기 어렵다. 심부와 연결된 통로를 통해 주변의 화상입은 각질층을 제거하자, 안 쪽의 괴사된 지방조직들이 노출되었다(C). 이러한 조직들은 완전히 제거해야(D) 창상의 호전이 가능하다.

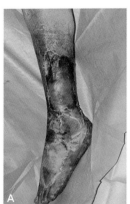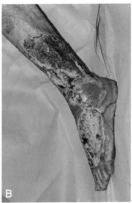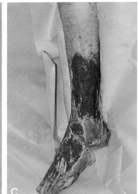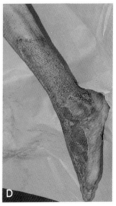

그림 12-8

B형 간염으로 인한 간경변증으로 치료 중 다리부위에 광범위 괴사성근막염이 발생한(A) 51세 환자로, 급격히 진행하는 감염소견을 해소하기 위한 surgical debridement로써 수술실에서 가피 및 괴사된 지방조직을 제거하였다(B). 괴사조직을 모두 제거하고 보니 발등부위 인대까지 모두 노출되어(C), 수차례 세척 및 음압치료(negative pressure wound therapy)를 통해 건강한 wound bed가 준비되어 피부이식을 시행하였다(D).

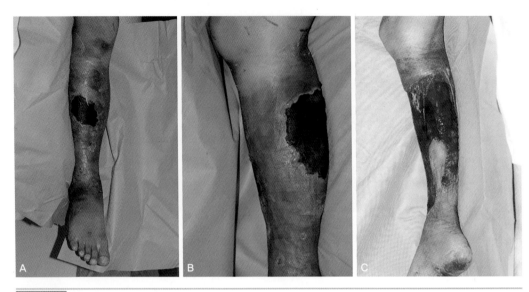

그림 12-9

알코올성 간경변증으로 치료 중 다리부위에 광범위 괴사성근막염이 발생한(A) 45세 환자로, 급격히 진행되는 감염소견(B) 때문에 수술실에서 가피 및 괴사된 지방조직을 제거하였고, 수차례 세척을 통해 건강한 wound bed가 준비되어(C) 그 다음 단계로 피부이식을 계획하였다. 하지만 피부이식을 시행하기 전에 환자의 내과적 컨디션이 악화되어서 피부이식을 시행하지 못하였다.

4) 한계와 부작용

Surgical debridement의 경우 치료자가 얼만큼의 조직을 얼마나 적절하게 제거했는지가 치료의 결과에 큰 영향을 미친다. 제거해야 할 조직을 다 제거하지 못하고 남겼을 경우 치료기간이 길어지고, 제거하지 않아도 되는 조직을 과도하게 제거했을 경우 창상치유에 오히려 방해가 될 수 있다. 주변부의 동맥주행을 고려하지 않고 함부로 제거하다가 중요한 혈관에 손상을 입히면 주변조직의 괴사가 더 심해질 수도 있으니, 제거해야 할 조직과 지켜봐도 될 조직에 대한 정확한 판단이 가능한 숙련된 의료진이 시행할 때 debridement로 인한 부작용을 막을 수 있다.

References

1. Han SK. Innovations and advances in wound healing. 2nd ed. Springer-Verlag Berlin Heidelberg. p. 170-171, 2016.

2. Sinha SN. Wound debridement: doing and teaching. Primary Intention: The Australian Journal of Wound Management 2007;15(4):162-4.

3. Steed DL. Debridement. Am J Surg 2004;187:71-74S.

4. Sibbald RG, Williamson D, Orsted HL, et al. Preparing the wound bed-debridement, bacterial balance and moisture balance. Ostomy Wound Manage 2000;46:14-35.

5. Sibbald RG, Goodman L, Woo KY, et al. Special considerations in wound bed preparation 2011: an update. Adv Skin Wound Care 2011;24(9):415-36.

Antimicrobial Dressing

백규원, 김민경

항균 드레싱(antimicrobial dressing)은 창상감염에 적용되는 창상 드레싱의 방법으로 다양한 형태의 항균 드레싱을 통하여 치료적 효과를 기대할 수 있다. 이 장에서는 창상감염의 국소적 치료로 항균 드레싱을 소개하고자 한다.

1. 항균 드레싱의 정의

1) 항균제(antimicrobials)

항균제(antimicrobials)는 미생물을 죽이는 제제를 말한다. 이는 흔히 소독약으로 번역되는 disinfectants, antiseptics와 항생제로 번역되는 antibiotics를 통칭하는 것으로, 기구를 소독하는 제제는 disinfectants, 창상을 소독하는 것은 antiseptics라고 부른다. 세균의 생활사에 개입하여 세균을 죽이는 antibiotics는 내성이 생길 수 있지만 소독약의 경우 내성이 일반적이지 않고 광범위하게 항균작용을 한다.

2) 항균 드레싱(antimicrobial dressing)

항균 드레싱(antimicrobial dressing)이란 항균제 성분을 함유하고 있어 국소적인 창상치료에 사용되는 드레싱을 의미한다. 최근 조직손상을 최소화하면서도 병원균을 효과적으로 파괴하여 감염에 대해 치료적 효과를 기대할 수 있는 여러 가지 제품들이 개발되고 있다. 항균 드레싱에 사용되는 대표적인 항균제 성분으로는 silver, iodine, honey 등이 있다.

3) 항균 드레싱의 이점

항균 드레싱의 여러 가지 이점은 다음과 같다.
- 비교적 쉽게 적용할 수 있다.
- 폭넓은 활용이 가능하다.
- 대부분 항생제보다 비용이 적게 든다.
- 내성에 대한 위험이 적다.

2. 항균 드레싱제의 종류

1) Antimicrobial agents

항균 성분들은 다음과 같은 여러 가지 제형으로 창상에 적용된다(표 13-1).

표 13-1. Antimicrobial dressings formulation

Antimicrobial agents	Formulation
Silver	Cream, foam, hydrofiber, impregnated dressings
Honey	Amorphous gel, alginate, impregnated dressing
Iodine	Solution, cream, gel, ointment, spray, impregnated dressings
Chlorhexidine	Solution, powder, film, impregnated dressings
Polyhexamethyl-biguanide(PHMB)	Solution, impregnated dressings

2) Impregnated antimicrobial dressings

'Impregnate'의 사전적 의미는 '스며들게 하다'란 뜻으로 impregnated dressings 은 'impregnating' 기법을 드레싱 제품에 적용한 것이다. 이들 중 honey, iodine, silver 등 항균제가 함유된 드레싱 제품을 impregnated antimicrobial dressings 이라 한다. 창상표면에 항균물질을 지속적으로 방출하고 치유에 필요한 생리적 습윤환경을 제공하여 항균효과를 지속하는 드레싱 제품들은 세균과 bacterial protease를 감소시키고, 섬유모세포 증식을 촉진시킨다. 창상환경의 균형을 맞추어, 감염률을 낮추는 것으로 보고되고 있다. Impregnated antimicrobial dressings 중에서 빈도 높게 적용되는 silver, honey, iodine 함유 드레싱 제품에 대한 내용을 소개하고자 한다(그림 13-1, 13-2, & 13-3).

(1) Silver impregnated dressings

① 특징

Silver는 다양한 형태로 드레싱 제품에 함유되며 광범위 항균작용을 하기 때문에 감염성 창상에 가장 효과적인 치료제 중 하나로 여겨진다. 이온화된 은 성분의 살균작용에 의하여 biofilm으로 감염된 창상, 삼출물 많은 창상의 치유를 촉진한다.

② 장점

항생제와 다르게 내성이 발생하지 않으며, 만성창상에 흔하게 존재하는 biofilm에도 좋은 효과를 보이는 연구가 많이 보고되고 있어 화상, 압박궤양 등의 다양한 감염성 창상의 치료에 많이 사용되고 있다.

③ 단점 및 주의사항

세포독성을 가지고 있고 도포한 표면의 피부를 은색으로 변색시킬 수 있어 주의해야 한다. 또한 국내에서는 화상에 국한하여 급여가 인정되어 사용에 제한이 있다.

④ 적응증 및 제품의 예

MRSA (methicillin resistant *Staphylococcus aureus*), VRE (vancomycin resistant *enterococci*) 같은 병원균에는 효과적이나 정상세포에는 무해하여, 당뇨발 창상, 정맥성궤양, 화상, 피부 이식 후 등 다양한 만성창상에 효과적이다. 적용방법은 impregnated 드레싱제의 특성에 따라 다르다.

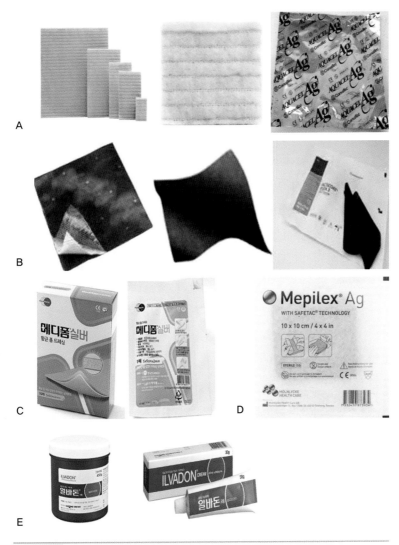

그림 13-1 Silver가 함유된 드레싱 제품
A. Aquacel−Ag® (Convatec)
B. Acticoat® (Smith & Nephew)
C. Medifoam silver® (Mundipharma)
D. Mepilex Ag® (Mölnlycke)
E. Ilvadon® (일동제약)

(2) Honey impregnated dressings

① 특징

Honey는 수천 년 전부터 피부손상 부위에 다양한 용도로 사용되어 왔다. Honey의 항균작용은 hydrogen peroxide, non-peroxide, honey의 산성도에 의해 이루어진다.

② 장점

Hydrogen peroxide는 honey의 대표적인 항균기전으로 honey에 함유된 glucose oxidase가 물과 과당을 hydrogen peroxide로 만들어 창상치료에 적합한 상태를 만든다. Non-peroxide 항균작용을 하는 대표적인 honey인 Manuka honey는 methylglyoxal (MGO)이 non-peroxide 항균작용을 일으키게 된다. Non-peroxide 항균작용은 biofilm에도 상당한 효과를 보이는 것으로 알려져 있다. 또한 honey에서 발견되는 산(acid)은 oxygenation을 촉진하여 bacteria가 생활하기 불리한 환경을 만들게 된다.

③ 단점 및 주의사항

3도 이상의 화상에는 사용하지 않는 것이 좋고, 깊고 좁은 동로(sinus tract)에 적용할 경우 제거가 어려울 수 있으므로 주의가 필요하다. 또한 삼투압 작용으로 삼출물이 많아 2차 드레싱으로 보통 폼 드레싱을 함께 사용한다.

④ 적응증 및 제품의 예

당뇨발 창상, 욕창 및 외과적 절개창상, 1~2도 화상 부위 등에 효과적으로 적용할 수 있는 것으로 알려져 있지만, honey 제품은 현재 국내에서 아직 시판되지 않고 있다.

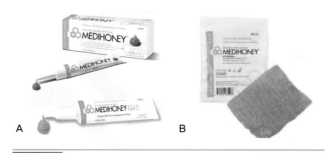

그림 13-2 Honey가 함유된 드레싱 제품

A. Medihoney® Gel   B. Medihoney® Calcium alginate

(3) Iodine impregnated dressings

① 특징

Iodine은 세균 속으로 침투하여 중요한 단백질과 핵소체(nucleotide), fatty/amino acid 및 호흡기 체인에 있는 세포질 효소를 공격하여, 변성과 불활성화를 일으킴으로써 항균작용을 나타내는 것으로 알려져 있다.

② 장점

Iodine 드레싱의 항균작용은 다양한 종류의 균에 작용한다. 바이러스, 세균, 진균, 포자, 원생동물, 아메바 등과 MRSA (methicillin-resistant *Staphylococcus aureus*)를 비롯한 다양한 내성균에도 작용한다고 알려져 있다. Iodine의 경우 내성이 보고된 적이 없고 biofilm에 효과가 있다는 보고도 있다.

③ 단점 및 주의사항

요오드 과민증 환자 및 갑상선기능 이상 환자(특히 결절성 갑상선종, 지방병성 갑상선종, 하시모토 갑상선염 등), 신부전 환자, 신생아 및 6개월 미만의 영아, 방사성 요오드 치료 전·후 환자에게는 사용을 금한다.

④ 적응증 및 제품의 예

욕창, 정맥성 궤양, 당뇨병성 궤양, 화상, 피부이식 공여부위, 악성 감염창상, 외과적 창상에 다양한 형태로 제품적용이 가능하다. 폼 형태의 제품은 이형 필름을 제거 후 창상부위를 완전히 덮은 후 이차 드레싱으로 고정한다. 부착 시 피부에 자극을 주지 않도록 주의해야 하며, 창상 삼출물의 양에 따라 자주 교환한다. 삼출물의 누출이 없거나 임상적인 감염 징후가 없을 시 3~4일 사용 후 교체한다. Iodosorb는 요오드를 다중 cadexomer에 섞어 연고로 만든 제품으로 삼출물을 흡수하면서 자유 요오드를 저농도 상태로 방출하여 항균효과를 나타낸다. 요오드가 창상 안으로 72시간 동안 서서히 배출되면서 제품의 색이 원래의 갈색에서 흰색으로 변화한다.

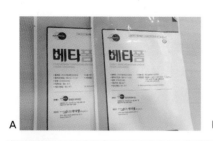
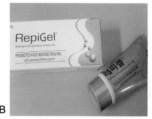
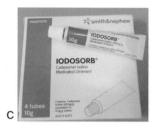

A   B   C

그림 13-3   Iodine이 함유된 드레싱 제품

A.   Betafoam® (Mundipharma)
B.   RepiGel® (Mundipharma)
C.   Iodosorb® Cadexomer Iodine Gel (Smith & Nephew)

(4) 기타

① Chlorhexidine impregnated dressings

클로르헥시딘(chlorhexidine)이 함유된 제품은 주로 중심정맥관 관련 혈류감염(central line associated blood stream infection, CLABSI) 예방을 목적으로 사용하고 있다. 2% 클로르헥시딘 젤 패드의 항균효과는 적용 후 바로 시작되어 7일 동안 지속되며 땀, 소량의 삼출물, 혈액 등을 흡수할 수 있다. 클로르헥시딘 함유 제품이 중심정맥관 관련 혈류감염을 45~75% 감소시켰다는 보고가 있다. 중심정맥 종류에 따라 다른 형태의 제품을 적용할 수 있고 접착되어 있는 드레싱을 제거할 때는 알코올 솜으로 젤 패드 부분을 문질러주거나 젤 패드 부분에 생리식염수나 증류수를 점적하면 쉽게 제거할 수 있다. 피부가 연약한 환자나 알레르기 반응이 있는 환자에게는 주의해서 사용하거나 사용을 제한해야 한다(그림 13-4).

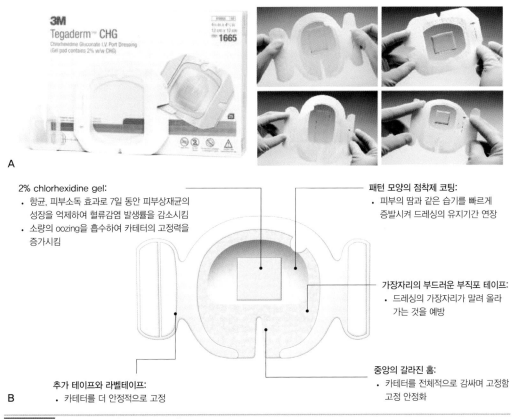

A

2% chlorhexidine gel:
- 항균, 피부소독 효과로 7일 동안 피부상재균의 성장을 억제하여 혈류감염 발생률을 감소시킴
- 소량의 oozing을 흡수하여 카테터의 고정력을 증가시킴

패턴 모양의 점착제 코팅:
- 피부의 땀과 같은 습기를 빠르게 증발시켜 드레싱의 유지기간 연장

가장자리의 부드러운 부직포 테이프:
- 드레싱의 가장자리가 말려 올라 가는 것을 예방

추가 테이프와 라벨테이프:
- 카테터를 더 안정적으로 고정

중앙의 갈라진 홈:
- 카테터를 전체적으로 감싸며 고정함 고정 안정화

B

그림 13-4 클로르헥시딘(chlorhexidine)이 함유된 제품
A. Tegaderm CHG (Tegaderm Chlorhexidine Gluconate I.V. Securement Dressing)
B. Tegaderm CHG 제품의 구성과 효과

② Polyhexamethyl biguanide (PHMB)

PHMB가 함유된 패드 형태의 드레싱으로 창상에 부착하여 습윤환경을 일시 조성하고, 삼출물의 흡수 및 물리적인 방어를 통하여 창상을 보호하는 역할을 하며 치료기간을 단축시킬 수 있다. 또한 창상의 냄새를 흡수하고 통증을 감소시킬 수 있으며 피부진정 효과가 있으며 육아조직 생성을 억제하지 않아 만성창상의 감염예방과 관리에 도움을 줄 수 있다. 젖은 패드 형태로 구성되어 잘라서 사용할 수 있지만 동로(sinus tract)가 있는 창상에는 적용이 어려우므로 주의해야 한다(그림 13-5).

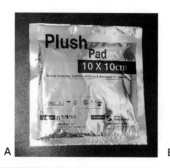
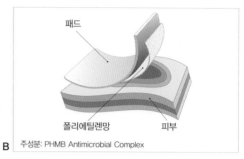

그림 13-5　Polyhexamethyl biguanide(PHMB)이 함유된 제품
A. Plush pad (Inmedix)　　　　　　　　B. Plush pad의 구성

3) 소수성 드레싱제(hydrophobic dressings)

소수성 드레싱제는 소수성 물질이 드레싱 제품에 함유된 것으로, 소수성을 가지고 있는 미생물과 드레싱 제품 사이의 소수성 상호작용을 이끌어낸다. 두 가지 소수성 분자가 직접 접촉하게 되면, 그 입자들을 둘러싸고 있는 물 분자들의 도움으로 소수성 상호작용이 발생하여 물리적으로 서로 결합하여 세균이 제거되는 원리를 이용한다(그림 13-6).

(1) 특징

세균과 곰팡이의 소수성을 이용하여 소수성 물질이 함유된 드레싱제를 창상에 적용하게 되면 제품 표면에 소수성 물질과 세균, 박테리아가 서로 강력히 결합하여 제품을 제거 시 창상으로부터 세균과 박테리아가 제거된다. 소수성 물질로 DACC (dialchylcabamoyl chloride: fatty acid derivative)가 많이 사용된다.

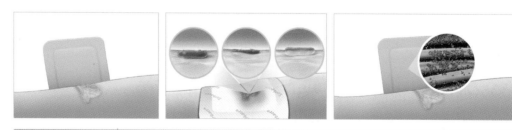

그림 13-6　소수성 드레싱제인 Sorbact® (Abigo)를 적용하여 소수성 상호작용에 의해 박테리아가 제거되는 과정

(2) 장점

소수성 물질과 결합된 다양한 형태의 제품이 있으며, 비교적 적용방법이 쉽다. 소수성 드레싱 제품 관련 연구에 의하면 biofilm 형성을 예방하고, 이미 생성된 biofilm을 감소시켜 주었다는 보고도 있다. 비교적 부작용이 적고, 세균을 물리적으로 제거하는 것으로 내성이 없다.

(3) 단점 및 주의사항

우리나라에서는 급여 인정이 되지 않아 비용적 부담이 있다. 장기간 사용 시 적용된 창상 기저부위에 피부를 변색시킬 수 있어 주의해야 한다.

(4) 적용방법 및 제품의 예

병인에 관계없이 세균의 집락화로 인해 삼출물이 증가하는 창상부터 진균 감염을 포함하여 감염된 창상에 사용한다. 창상 기저부와 소수성 물질이 함유된 부분이 직접 접촉할 수 있도록 제품을 적용한다. 치료적 습윤환경이 유지될 수 있도록 필요시 2차 드레싱을 적용한다. 제품은 소수성 성질을 이용하기 때문에 greasy 연고와 함께 사용하지 않는다. 드레싱의 교체 빈도는 삼출물의 정도 및 창상과 주변 피부의 전반적인 상태에 따라 결정한다(그림 13-7).

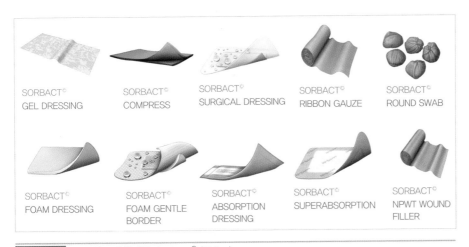

그림 13-7 소수성 드레싱 제품, Sorbact® (Abigo)

3. 항균 드레싱의 선택과 적용

감염창상에 항균 드레싱을 적용하는 것이 효과적이라는 것은 여러 연구에서 보고되고 있다. 창상치유를 위한 드레싱 적용 시 감염창상의 특성을 이해하여 효과적인 항균 드레싱을 선택, 적용하는 것이 중요하다. 항균 드레싱 제품마다 항균 작용의 기전이 다르고, 물리적인 특성을 가지고 있기 때문에 제품을 선택 시 제품의 작용기전을 충분히 이해하고 창상의 특성에 맞게 효과적인 항균 드레싱을 적용하여야 한다. 창상의 특성에 따라 한 가지 드레싱 제품만을 사용하기도 하고, 두 가지 이상을 결합하여 적용하기도 한다. 제품의 선택 시 효과뿐 아니라, 안전성과 비용적 측면도 중요하게 고려되어야 한다.

항균 드레싱을 선택하고 적용할 때 고려해야 하는 사항은 다음과 같다.
- 내성균을 포함한 미생물에 대한 광범위한 활동 범위
- 빠른 작용시간, 지속적인 효과
- 무자극, 무독성
- 체액, 삼출물, biofilm에 영향받지 않고 항균효과 지속
- 드레싱 제품의 부착이 안정적이고, 보관이 용이
- 괴사조직 제거, 치료적 습윤환경 조성
- 비용 대비 효과(cost-effectiveness), 보험의 범위
- 악취 감소
- 통증
- 선택된 항균 성분(silver, iodine, honey 등)에 대한 알레르기 여부
- 의료진과 대상자의 선호도 및 요구도

4. 항균 드레싱의 임상에서의 적용

항균 드레싱에 대한 무작위 대조군 연구(randomised controlled trials, RCTs)가 부족하기는 하지만, 항균 드레싱이 국소적으로 감염확산을 예방한다고 보고되고 있어 현재 임상에서는 감염창상 관리를 위해 항균 드레싱이 흔히 적용되고 있다. 항균 드레싱은 불필요한 합병증 발생을 예방하고 비용절감에 효과적으로 환자들의 재원기간을 감소시킬 수 있다고 보고되고 있다. 특히, 조직에 손상을 주지 않는 항균 드레싱의 적용은 감염창상의 치료에 더욱 효과적일 수 있다.

하지만 실제 임상에서 항균 드레싱 적용 시 급여 인정의 폭이 좁아 비용적 어려움을 겪게 된다. Honey impregnated dressing의 경우 국내에서는 적정하지 않은 수가로 인하여 시판되지 못하고 있으며, silver impregnated dressing의 경우에도 부분적으로 급여가 적용되지만 피부이식이나 화상에 국한되어 있고, 인정되는 개수 또한 적다. 국제 임상실무지침서 「욕창의 예방과 치료(2014)」에서는 임상적으로 감염되거나, 감염의 위험이 있는 욕창에 은 함유 드레싱을 사용하라고 권고하고 있으나(근거강도=B), 화상이나 피부이식 외에 욕창 등 다른 만성 창상에는 급여 인정이 적용되지 않아 비용적 부담이 있다. 최근에 개정된 silver impregnated dressing 급여 기준은 표 13-2와 같다. 현시점에서 항균 드레싱의 비용적 부담을 줄이고 감염창상에 적절히 사용할 수 있도록 하기 위해서는 보험 인정 기준의 변화가 필요하다.

표 13-2. 보험인정기준 - 치료재료

보건 복지부 고시 제 2018-59호	
	2018년 4월 1일부터 시행
명칭	**요양급여기준 고시**
'은 함유' 드레싱류의 급여 기준	1. '은 함유' 드레싱류는 은이온 성분의 살균작용에 의하여 창상치유를 유도하는 장점이 있어 화상에 한하여 다음의 경우에 요양급여를 인정함. - 다 음 - 가. 사체피부 또는 인공피부 이식 병변의 경우 부위별 1회 인정 나. 피부이식 2주 후 또는 화상이 치료 3주 후에도 치유되지 않는 불완전 창상의 경우 부위별 1회 인정 다. 공여피부 부족으로 2회 이상 같은 부위를 채피한 경우 1회 인정 라. 감염된 채피창(donor site) 병변의 경우 부위별 1회 인정 마. 피부가 얇아 연골이나 인대가 쉽게 노출되는 귀, 코 등 부위의 경우 치료 기간 중 2장/2주 인정 2. 상기 1. 의 급여대상 이외 중증(major burn) 이상의 심부 2도 화상처치 (Burn dressing)에 사용한 치료 재료 비용은 「선별급여 지정 및 실시 등에 관한 기준」에 따라 본인부담률을 80%로 적용함.

References

1. 대한창상학회. 창상 드레싱제(Wound Dressings: The Essential). 파주: 군자출판사. 2018.

2. 박경희. 그림으로 보는 상처관리. 파주: 군자출판사. 2판. 2019.

3. National Pressure Ulcer Advisory Panel, European Pressure Ulcer Advisory Panel, and Pan Pacific Pressure Injury Alliance (NPUAP, EPUAP & PPPIA). Prevention and treatment of pressure ulcers: clinical practice guideline. Cambridge Media. 2014.

4. Ousey K, McIntosh C. Topical antimicrobial agents for the treatment of chronic wounds. Br J Community Nurs 2009;14(4):S6−15.

5. Oxfordshire clinical commissioning group. Topical antimicrobial dressing formulary for the community of Oxfordshire V2/ Final version. 2010.

6. Vowden P, Vowden K, Carville K. Antimicrobial dressings made easy. Wounds International 2011;2(1). https://www.woundsinternational.com/resources/details/antimicrobial−dressings−made−easy

7. Scheithauer S, Lewalter K, Schröder J, et al. Reduction of central venous line−associated bloodstream infection rates by using a chlorhexidine−containing dressing. Infection 2014;42(1):155−9.

8. Timsit JF, Mimoz O, Mourvillier B, et al. Randomized controlled trial of chlorhexidine dressing and highly adhesive dressing for preventing catheter−related infections in critically ill adults. Am J Respir Crit Care Med 2012;186(12):1272−8.

창상감염
Wound Infection

Part IV

Chronic Wound

Biofilm:
Paradigm Shift of Chronic Wound Care

변재경

만성창상이란 흔히 정상적인 창상치유가 되지 못하고 3~4주 이상 지속되는 창상을 말한다. 더 이상 균이 검출되지 않음에도 불구하고 염증반응이 만성화되는 임상경과를 보이며, 악화와 호전을 반복하는 특징을 가진다. 유발요인에 따라 압박성궤양, 정맥성궤양, 당뇨성궤양 등으로 구분되고, 유발요인이 해결되어도 지속적인 염증을 보이며 치유가 지연된다. 만성창상 환자의 경우 의심되는 유발요인을 조절하고 감염을 확인하기 위해 창상에서 면봉도말배양(swab culture)이나 조직배양(tissue culture)을 시행하여 균이 검출되면 항생제를 투여하고 debridement를 시행하여 치유를 유도하는 것이 일반적인 치료방침이다. 유발요인을 충분히 제거하고도 개방창상이 지속되는 경우 보존적인 치료를 평생 지속하거나 수술적인 방법으로 창상을 덮어주는 것이 지금까지 시행해오던 접근법이다. 하지만 환자의 전신상태가 좋지 않아 수술이 불가능한 경우가 많고 수술 이후에도 유발요인이 남아 있기 때문에 재발하는 경우가 많아 치료가 어렵다.

미생물학의 발전에 힘입어 2000년도 이후 창상감염과 만성창상에 대한 완전히 새로운 접근법이 제시되었다. 전자현미경의 발달로 창상 내 세균의 형태를 직접 관찰할 수 있게 되어 거의 모든 만성창상에 biofilm이라는 구조가 관찰된다는 사실을 발견하게 된 것이다. 이미 1978년에 세균은 미부착성(non-adhesive)의 성질을 가진 플랑크톤 표현형(planktonic phenotype)과 부착성(adhesive)을 가진 biofilm 표현형(biofilm phenotype)의 두 가지 표현형을 번갈아 가며 전환할 수 있다는 사실은 알려졌었지만 biofilm 표현형은 큰 관심을 끌지 못했다. 사람에게 감염을 일으키는 주요 감염원은 부유하고 쉽게 전파되며 강한 virulence를 가진 플랑크톤 표현형의 세균이라고 여겨져 왔기 때문에 현재까지 개발된 항생제는 모두 플랑크톤 표현형을 표적으로 하는 항생제이다. Biofilm 표현형의 세균은 표면에 안정적인 부착상태로 존재하는 형태이므로 감염이나 염증과는 무관할 것으로 여겨져 왔기 때문이다. 2000년대 초반 이후 biofilm 표현형의 독특한 생존방식이 밝혀지면서 만성창상에 대한 진단 및 치료가 새로운 국면을 맞이하게 되었다.

창상감염이 의심되는 환자를 진료 시 병력과 임상양상으로 급성과 만성을 구분하고 배양검사 결과에 따라 항생제를 투여하거나 중지하는 고전적인 접근법은 변화를 필요로 하고 있다. 창상을 볼 때 가장 먼저 생각해야 하는 것은 문제를 일으키고 있는 병원균이 어떤 표현형으로 존재하는지를 예측하는 것이다. 각론에서 설명하겠지만 플랑크톤 표현형에 의한 세균감염은 급성감염의 형태로 임상양상이 관찰되는 반면, biofilm 표현형에 의한 세균감염은 biofilm 구조의 독특한 생존양식으로 인해 만성창상의 감염양상으로 관찰된다. 이는 biofilm 구조가 기존 항생제나 정상적인 숙주면역방어기전에 의해 제거되지 않아 창상이 만성화되기 때문이다. 창상감염이란 세균의 두 가지 표현형이 생존해 나가는 과정에서 일어나는 일련의 현상이며, 각각이 지닌 고유한 생존기전의 차이 때문에 급성감염, 만성감염으로 불리는 임상양상으로 관찰되었던 것이다. '급성인가 만성인가', '당뇨성인가 혈관성인가'가 아니라, '창상에 문제를 일으키고 있는 미생물이 플랑크톤 표현형인가 biofilm 표현형인가'가 중요하다. 이렇게 두 가지의 특징적인 표현형에 의한 병태생리를 이해할 때 비로소 만성창상을 효과적으로 치료해 나갈 수 있다.

1. Biofilm의 구조

막(film)이라는 표현 때문에 biofilm을 이차원적으로 상상하기 쉽지만, biofilm은 여러 세균이 연합하여 만든 방어적 삼차원 구조물이다. 만성창상 외에도 충치라든지 만성중이염, 심내막염, 부비동염 등 우리가 알고 있는 것보다 더 많은 난치성 질환들이 biofilm으로 인한 질환인 것으로 점점 알려지고 있다.

1) 세균의 두 가지 표현형

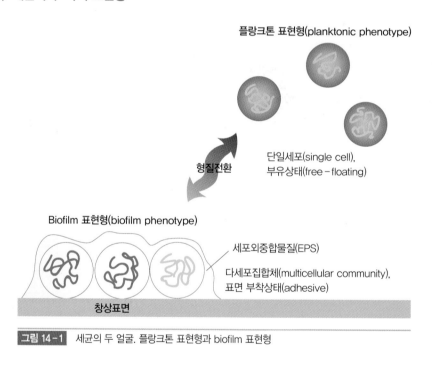

그림 14-1 세균의 두 얼굴. 플랑크톤 표현형과 biofilm 표현형

세균은 플랑크톤 표현형(planktonic phenotype)과 biofilm 표현형(biofilm phenotype)으로 형질전환이 가능하다(그림 14-1). 형질전환이란 세균과 같은 원핵생물의 특징이며 자체적으로 유전정보를 바꾸어 다른 모습으로 전환하는 것을 말한다. 플랑크톤 상태의 미생물은 개별적인 단일세포(single cell) 상태로 생활하면

서 털(pili)과 편모(flagella)를 지닌 형태로 자유롭게 부유하여 쉽게 전파된다. 따라서 급성감염과 전신감염의 직접적인 원인이 된다. 반면에 biofilm 상태의 세균은 창상표면에 단단히 부착(adhesion)된 상태로 존재하여 이동이 어렵다. 세균이 스스로 matrix(기질)를 형성하여 그 내부에 존재하는 형태이므로 일반 면봉도말 배양검사(swab culture)로는 잘 검출되지 않는다. 배양용 우무평판(agar plate)에 이를 옮겼다 하더라도 이미 DNA 수준에서 형질전환하여 유전적인 정보가 바뀐 상태이므로 애초에 플랑크톤 상태의 세균을 배양하기 위해 개발되었던 우무평판에서 배양되지 않고 무균상태로 보고된다. 지금까지의 항생제들은 biofilm matrix를 잘 통과하지 못하고 내부의 세균까지 도달하지 못하기 때문에 biofilm 표현형은 플랑크톤 표현형에 비해 1,000배 이상의 항생제 저항성을 가지는 것으로 알려졌다. 진화론적으로 보면 biofilm은 원시지구의 열악한 환경에서 살아남기 위해 대사가 하향조절(down-regulation)되어 있는 방어적인 생존전략인 것이다.

2) Quorum sensing

Quorum sensing (QS)이란 플랑크톤 표현형이 biofilm 표현형으로 변화하기 위한 특징적인 신호전달체계로서 스스로 만든 분자물질(self-made molecule)에 의해 조절되고 세포밀도에 의존적인(cell density-dependent) 특징을 지닌다. 대표적인 QS 신호는 그람음성 세균이 만들어내는 N-acyl homoserine lactones (AHLs)과 그람양성 세균이 만들어내는 peptide based QS system이다. 세포 개체 수가 충분히 증가할수록 점점 더 많은 QS 신호가 생성되고, population density-dependent하게 signal threshold를 넘으면 QS 신호에 의해 전체 미생물집단에 도움이 되는 방향으로 통일된 반응이 일어난다. QS 신호를 통해 biofilm 미생물이 충분한 영양분을 찾아가게 만들고, 경쟁하는 다른 세균이나 스트레스 환경에 저항하도록 신호를 보낸다. 즉 QS를 통해 비균질적 커뮤니티 내 의사소통이 이루어지는 것이다. QS는 biofilm 생성에 필요한 유전자를 활성화하여 biofilm을 성숙시키는 원인으로 생각되고 있다.

3) 세포외중합물질(extracellular polymeric substance, EPS)

Biofilm은 창상표면에 단단히 부착되어 있다. Biofilm은 세균이 스스로 분비한 세포외중합물질(extracellular polymeric substance, EPS)이라는 기질물질이 대부분을 이루고 있어 정작 미생물은 biofilm 전체의 10~20% 정도의 비중만 차지하고 있다. Biofilm이라는 커다란 커뮤니티는 biofilm 표현형, 부유하는 플랑크톤 표현형, 숙주에서 유래한 성분의 혼합물(섬유소, 혈소판, 면역글로불린 등)의 세 가지 주요 구성원들이 거대한 군집을 이룬다. EPS의 성분은 미생물에 따라 차이는 있으나 일반적으로 단백질, 다당류, 금속이온, 핵산, 당단백, 인지질이 불균일하게 혼합된 중합체이다. EPS는 내부의 미생물들이 탈수되는 것을 막아주고 물리적인 갑옷과 같이 작용하여 내부의 미생물이 주변 환경에 영향을 받지 않도록 해준다. 항생제, 소독제뿐만 아니라 주변의 산도, 산소농도 변화, 압력, 고온, 저온 등의 열악한 환경이나 숙주면역방어체계에도 저항성을 가지게 해주는 것이다. Biofilm이 성숙하면 내부에서는 세포분열도 잘 일어나지 않으며 대사가 하향조절되어 에너지의 대부분은 EPS 생성에 사용되고, EPS는 다시 내부 미생물들의 영양분이 된다.

4) 비균질적 커뮤니티 구조(heterogenous communities)

Biofilm은 성숙하면서 점점 더 다양한 미생물을 모집하여 비균질적인 커뮤니티를 이루게 된다. EPS로 이루어진 matrix 내부에 세균, 진균, 바이러스 등 여러 미생물이 공존한다. EPS matrix가 미생물 간의 수분, 산소, 영양분, 신호를 전달되는 통로로 작용하고, 노폐물을 배출하는 역할을 하므로 마치 순환계를 가지는 하나의 다세포 생물처럼 생존한다. Biofilm 내부에 미생물별로 개별적인 공간(spatial heterogeneity)을 가진 collective living system을 형성하는 것이다.

비균질적 커뮤니티 구조로 성숙한 biofilm은 다음과 같은 기전을 통하여 항생제와 숙주면역에 강력한 저항성을 가지는 것으로 생각된다. 첫째, 각각의 미생물이 개별적인 공간에 자리잡고 있으므로 biofilm을 공격하는 항생제에 공간 차이에 따른 농도차가 발생한다. 둘째, 개별적인 공간 차이에 의해 영양소 공급효율도 차이가 나기 때문에 미생물 간의 서로 다른 대사속도와 성장속도(growth rate)를 보이게 되므로 성장속도를 표적으로 하는 항생제의 공격에 다양하게 대비할 수 있다. 특히 영양분을 잘 공급받지 못해서 저성장(slow-growing), 기아(starving) 상태인 미생물은 대개 기존 항생제의 표적이 되지 않는다. 셋째, 기존 biofilm보다 더욱 방어적인 표현형으로 분화한 미생물이 출현하거나 오히려 더 취약해진 표현형의 미생물이 내부에 혼재할 수 있다. Biofilm 내부에 다양한 미생물이 함께 존재하므로 서로 유전정보를 교환하며 다양한 intra-species transfer 및 inter-species transfer가 일어나 유전돌연변이의 발생 확률이 높아지기 때문이다. 기존에 개발된 항생제는 세포벽 합성, 단백 합성, 세포막배출펌프, 효소 변성, 표적돌연변이 등 플랑크톤 표현형의 생존기전을 표적으로 하여 만든 것들이므로 유전정보가 바뀐 biofilm 표현형에 대해서는 효과가 없다. 또한 수많은 기전을 한꺼번에 겨냥하여 작용할 수 있는 항생제도 아직 개발되지 않았기 때문에 다양한 방어기전과 성장속도가 혼재된 비균질적 biofilm 감염을 고전적인 항생제로 치료하기에는 한계가 있다.

5) Biofilm 분절(biofilm segment)

성숙한 biofilm은 어떤 계획된 분리신호(programmed detachment signal)에 의해 일부가 분리되어 다른 곳으로 파종(dissemination)된다. Biofilm의 성숙이 고도로 진행되어 내부 미생물 개체수가 과밀화(overcrowding)되거나 영양분이 고갈되는 등 생존에 불리한 환경이 되었을 때 biofilm의 일부가 분리되고 다시 플랑크톤 표현형으로 형질전환되어 숙주의 혈류로 파종되는 것으로 생각되고 있는데, 아직 어떤 신호가 biofilm을 분리시키는지는 확실히 알려지지 않았다. Biofilm 분절 속의 파종 병원균이 어느 시점에서 플랑크톤 표현형으로 바뀌는 것인지, biofilm 분절(biofilm segment) 그대로 돌아다니는 것인지는 아직 가설로 남아있다. 중요한 것은 biofilm 분절이 혈류 내에 파종되어 돌아다닐 때에도 플랑크톤 표현형의 세균처럼 급성 전신감염의 임상양상을 보이므로 만성창상 환자에서 급성 전신감염이 생겼을 때 그 원인균이 플랑크톤 표현형이 아니라 biofilm 분절의 파종일 수 있다는 사실을 알아야 한다는 점이다.

지금까지는 만성창상 환자에서 전신감염이 발생했을 때 창상배양, 혈액배양, 전신 항생제 투여의 순서로 치료방법을 떠올렸겠지만 이제는 전신감염 증상을 일으키는 병원균이 플랑크톤 표현형인지 biofilm 분절인지를 먼저 생각하는 자세가 필요하다. Biofilm 분절의 경우 항생제 저항성과 부착성이 다르고 일반적인 배양법으로 원인균이 진단되지 않는 등 플랑크톤 표현형과 매우 다른 특성을 보이므로, 고전적인 감염치료법만을 고수한다면 고농도의 항생제로 증상이 잠시 완화되더라도 다시 재발하거나 체내 삽입된 의료기기 등에 부착되어 새로운 biofilm을 형성하는 등 감염이 반복될 수 있기 때문이다.

2. Biofilm의 성숙 5단계

1단계: 창상표면 조건화(surface conditioning)

부유 중이던 플랑크톤 표현형 세균이 창상이나 삽입의료기기와 같은 고형의 표면(solid surface)을 만나면 주변의 단백질, 당류, 혈액성분(섬유소, 섬유결합소), 소수성 작용 및 정전기력(hydrophobic and electrostatic forces), 털(pili), 돌기(fimbriae), 혈소판부착, 주변 유체환경의 전단응력(shear stress from the fluid environment) 등을 이용하여 부착하기 좋은 방향으로 표면을 조건화시키는(surface conditioning) 작용이 가장 먼저 일어난다. 의료기기를 체내에 삽입한 경우 표면 조건화는 기기가 체내에 들어간 직후에 일어난다.

2단계: 플랑크톤 표현형 세균의 가역적 및 비가역적인 창상표면 부착
(reversible and irreversible adhesion of planktonic phenotype)

부착하기 좋게 조건화된 창상표면(conditioned surface)에 내린 플랑크톤 표현형 세균은 창상표면에 일시적으로 부착하여 영양분이 많아 생존이 유리한 자리를 탐색하기 시작한다. 이 시기를 가역적 부착(reversible adhesion)이라고 한다. 세균이 브라운 운동(Brownian motion)을 보이며 이동하는데 이 시기에는 창상표면으로부터 잘 씻겨 내려가는 상태이며, 숙주면역방어에 의해 쉽게 포식(phagocytosis)되어 제거된다. 그러나 탐색하다가 영구적으로 정착할 장소라고 결정이 내려지면 창상표면에 단단하게 고정되는 비가역적 부착(irreversible adhesion)이 일어난다. 가역적에서 비가역적 부착까지의 과정은 수 분 내에 일어난다.

3단계: Biofilm 표현형 세균의 미세집락 형성과 biofilm의 시작
(microcolony formation of biofilm phenotype and biofilm initiation)

비가역적 부착이 일어난 후 biofilm 표현형으로 전환된 세균들이 증식하기 시작하며 미세집락(microcolony)이라는 특징적인 집합체를 형성한다. 미세집락에서 나타나는 초기 생체표지자(early stage biomarker)가 biofilm의 발생을 알 수 있는 증거가 되는데, 미세집락 상태에서는 플랑크톤 표현형과 마찬가지로 창상조직배양과 그람염색에서도 미세집락균이 검출되며 일반적인 광학 공초점현미경으로 관찰 가능하다. 미세집락을 이룬 미생물들은 EPS를 분비하고 biofilm 구조를 만들기 시작한다. 창상표면 부착에서 EPS 분비가 시작되기까지 24시간 정도 걸리는 것으로 생각된다.

4단계: 3차원적 biofilm 구조물의 형성과 biofilm의 성숙
(formation of a mature biofilm with a 3-dimensional structure)

점점 더 많은 EPS가 분비되면서 biofilm이 성숙된다. 성숙하면서 주변의 다른 미생물을 모집(recruiting)하며 biofilm 내부 미생물 수가 많아진다. Biofilm은 population density-dependent한 신호전달체계인 QS를 이용하여 특정 세포밀도(critical population density)에 도달할 때마다 유전자를 발현시켜 biofilm 내 water channel을 생성하여 영양분을 보내고 노폐물을 내보내며, 주변 환경에 저항성을 강화함으로써 비균질적이고 다세포성의 커뮤니티 구조의 항상성을 유지한다. QS 분자들이 마치 인간의 호르몬과 같이 작용하는 것이다. Biofilm

내부에 다양한 비균질적인 미생물집단들의 배치가 몹시 균일하게 배열되어 있는 것을 볼 수 있으며, 이는 QS에 의해 각 미생물의 장소가 지정되어 정렬되는 것으로 생각된다. 성숙된 biofilm의 80~90%가 EPS matrix로 이루어져 있고 10~20% 정도가 미생물로 여겨지며, biofilm이 성숙되기까지 in vitro 상황에서 24~48시간이 걸리는 것으로 알려져 있다.

5단계: Biofilm 분절의 분리와 혈류 파종(biofilm segment detachment to blood stream)

Biofilm의 성숙이 완료되면 일부 biofilm 분절이 분리되어 혈류 내로 파종되어 마치 플랑크톤 표현형 세균처럼 행동하기 때문에 이 현상을 연구하는 것이 추후 전신감염과 교차감염(cross-contamination)을 치료하는 데 도움을 줄 것으로 생각된다. Biofilm에서 파종될 때 플랑크톤 표현형으로 형질전환되어 나가는지 biofilm 분절 그대로 분리되어 나가는지는 가설로만 제시된 상태이며, biofilm에서 파종된 미생물은 다시 다른 표면에서 biofilm 생성을 시작할 것으로 생각되고 있다.

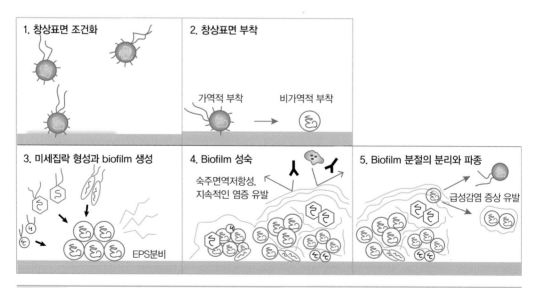

그림 14-2 Biofilm의 형성과 성숙의 5단계

3. Biofilm이 지속적인 염증을 일으키는 기전

Biofilm은 표면 부착성의(surface attached), 대사하향조절(down-regulated metabolism) 상태의, 비활성화 구조(inert structure)로서 virulence가 낮아 그 자체로는 감염이 치명적이지는 않다. 그러나 숙주면역방어에 강한 저항성을 가지므로 항생제나 포식작용에 의해 제거되지 않는다. Biofilm 내부 미생물들도 항원을 가지고 있기 때문에 체내에서 순찰하던 다형핵백혈구(polymorphonuclear leukocyte, PMNL)와 대식세포(macrophage)가 biofilm을 인식하고 포식효소 분비와 산화분출(oxidative burst)을 일으켜 과산화수소(hydrogen peroxide)와 같은 반응성 산화제(reactive oxidants)로 biofilm을 공격한다. 그러나 EPS matrix를 뚫지 못하면서 내부 미생물에 영향을 주지 못하고 포식효소와 과산화물들이 biofilm 주변의 정상조직만 지속적으로 파괴하게 된다.

Biofilm에 대한 비유효숙주면역(ineffective host immunity) 때문에 창상의 지속적인 염증(persistent inflammation)이 유발되는 것이다. 이 과정에서 biofilm 분절이 파종되어 창상 주변이나 다른 장소에 급성감염 증상이 유발되는 것으로 생각되고 있다. 즉 면역이 정상인 사람도 지속되는 염증과 감염의 반복을 경험하는 것이다. Biofilm으로부터 파종되어 나온 플랑크톤 표현형이 일으키는 감염증상은 곧 숙주면역과 항생제로 억제되지만, 정작 반복되는 염증과 감염의 원천인 biofilm은 제거되지 않고 그대로 생존하므로 염증도 해결되지 않고 급성감염 증상도 재발하는 것이다. 창상 내 환경은 고형표면, 미생물, 미세영양분 그리고 삼출물이 풍부하여 biofilm 성숙의 다섯 단계에 필요한 것들이 잘 공급되므로 biofilm 생존에 좋은 장소가 된다.

4. Biofilm기반 창상진단(biofilm-based wound diagnosis)

창상감염이 있을 때 면봉 채취나 생검으로 조직을 채취 후 평판배양(wound swab and plating culture)을 시행하여 균을 진단하는 것이 1800년 중반부터 이어져온 표준세균진단법이다. 그러나 고전적인 세균배양법은 플랑크톤 표현형 세균에 대한 진단법이므로 완전히 다른 유전정보로 형질전환을 해버린 biofilm 표현형 세균을 진단해내지 못한다. 안타깝게도 biofilm 내의 비균질적이고 다양한 종류의 미생물들을 모두 알려주는 진단방법은 현재 존재하지 않는다. Biofilm 표현형 세균에 관한 연구가 현재진행형인 분야이기 때문이다. 여기에서는 어디까지 진단법이 연구되었고 앞으로의 방향에 대하여 간략히 소개하도록 하겠다.

1) DNA 정보에 기반한 분자생물학적 진단기술(DNA-based molecular technology)

'Swab and plate' 세균배양법으로 만성창상을 진단했을 때 창상 내에 존재하는 전체 미생물의 1%만 진단해낼 수 있다고 한다. 수많은 biofilm 표현형의 미생물을 모두 진단해내기 위해서는 polymerase chain reaction (PCR)을 이용한 진단법이 필수적이다. 핵산증폭검사(nucleic acid amplification), 고속DNA염기서열화(rapid DNA sequencing), 16S ribosomal clone libraries, fluorescent in situ hybridization (FISH) probing 등의 분자생물학적인 진단법이 앞으로 창상 내 biofilm을 진단하고 연구하는 데 도움을 줄 것으로 생각되고 있다.

Rhoads 등은 만성 감염창상 환자에서 표준배양법과 16S ribosomal DNA sequencing 진단법을 비교했을 때 DNA sequencing 시 동일한 창상에서 10배 넘는 종류의 미생물이 추가로 발견된다는 사실을 밝혀냈다. 또한 Wolcott과 Dowd 등은 만성창상에서 세균 DNA를 PCR로 검출한 후 16S ribosomal RNA sequencing을 이용하여 각 세균의 종을 알아내어 각각의 미생물에 표적한 국소항생제치료를 시행하여 만성창상의 90%를 해결한 경험을 보고한 바 있다. 이렇듯 배양검사 음성인 만성창상은 무균상태가 아니라 다균성의 biofilm 미생물집단에 감염된 상태이므로 모든 미생물에 대한 표적치료를 위해서는 biofilm의 모든 병원균을 정확히 진단해주는 분자생물학적인 진단법을 개발하는 것이 앞으로의 만성창상의 진단 방향일 것이다.

분자생물학적인 진단법의 한계점도 분명하다. 첫째, DNA에 기반한 진단법은 많은 시간이 소요되고 경제적으로도 부담이 된다. 둘째, 만성창상 내 수많은 미생물의 DNA를 검출할 수는 있지만 검출해낸 미생물들이 현재 플랑크톤 상태인지 biofilm을 이루고 있는 상태인지 DNA 서열 정보만으로는 알기 힘들다. 또한 이미 죽은 균인지 만성염증을 유발하고 있는 살아있는 biofilm 구조인지도 구별이 되지 않는다. 현재 기술로는 biofilm의 정확한 정량이 불가능하므로 새로 적용한 치료법이 biofilm 제거에 얼마나 도움이 되는지 수치로 표현하기가 어려워 정확한 임상결과를 도출하기도 어렵다. 그러나 하루가 다르게 발전하고 있는 biofilm 과학(biofilm science)이 가까운 시일 내에 만성창상 내 biofilm 병원균의 정확한 진단에 도움이 될 것으로 기대된다.

2) 전자현미경

전자현미경으로 창상 내 biofilm 구조의 형태 및 위치를 직접 관찰할 수 있다. 전자현미경의 지속적인 발달로 전자현미경과 DNA에 기반한 분자생물학적 진단법을 결합하면 더욱 선택적으로 빠르게 biofilm 진단을 할 수 있을 것으로 기대되고 있다.

5. Biofilm 기반 창상치료(biofilm-based wound care)

1) Biofilm 구조의 물리적 파괴

Surgical debridement란 죽은 조직과 삼출물을 제거하여 창상치유를 유도하기 위해 대표적으로 쓰여온 전통적인 방법이다. 그러나 '괴사조직제거술'로 번역되는 이러한 시술의 가장 중요한 목적은 성숙한 biofilm의 구조를 파괴하여 지속적인 염증(persistent inflammation)을 중단시키는 데 있으며, 창상 내 괴사조직과 삼출물은 biofilm의 재성장을 도와주기 때문에 부가적으로 제거하게 되는 대상이라는 사실을 알아야 한다.

Biofilm에 저항성을 가져다 주는 핵심적인 구조물이 EPS라는 matrix 구조이기 때문에 이 구조물을 surgical debridement로 물리적으로 파괴시키면 대사하향 조절 상태였던 biofilm 미생물들이 다시 biofilm을 재건하기 위해 대사가 활성화된 (metabolically active) 상태가 된다. 즉 biofilm 구조를 물리적으로 파괴시키면 플랑크톤 표현형 세균을 표적으로 개발해왔던 고전적인 항생제뿐만 아니라 숙주면역의 공격에도 취약한(susceptible) 상태로 만들 수 있다. Biofilm의 구조를 파괴하여 외부공격에 취약한 상태로 전환시킨 직후에 biofilm을 이루고 있던 각각의 미생물에 대한 고전적인 항생제를 사용하면서 숙주면역의 힘으로 창상치유를 기다리는 것이 현재로서 anti-biofilm therapy의 핵심이라고 할 수 있다.

그렇다면 얼마나 자주 surgical debridement를 해야 할까? 아직 debridement 빈도에 대한 합의는 없는 실정이다. 그러나 기존에는 창상에 괴사조직이 형성될 때까지 기다렸다가 debridement를 시행했다면 이제는 성숙한 biofilm 형성에 24시간이 소요된다는 근거에 기반하여 'sharp debridement everyday'가 합리적인 전략이라고 생각된다.

2) Biofilm 구조의 화학적 파괴

Biofilm의 핵심구조인 EPS를 비수술적으로 파괴시키는 방법으로서 고삼투용액(high-osmolarity solution, HOS) 또는 고농도의 산성용액을 활용하는 연구가 활발히 진행되고 있다. 만성창상의 sharp debridement 직후 창상에 높은 오스몰 농도를 가진 표면활성제를 도포해주면 남은 EPS matrix를 효과적으로 파괴하고 동시에 새로운 biofilm의 성숙을 억제할 것으로 기대되고 있다. 대표적으로 pH 4의 강한 산성을 띠는 poly(ethylene) glycol hydrogel에 고오스몰농도의 citrate buffer와 benzalkonium chloride 계면활성제를 혼합하면 강한 산성과 고오스몰농도에 의해 EPS matrix의 ionic metal bond를 파괴하고, 기존 항생제나 숙주면역의 공격이 biofilm의 내부 미생물까지 침투할 수 있도록 도와주는 역할을 하는 것으로 보인다. 산성과 고오스몰의 특성을 가진 HOS gel을 창상에 도포하면 국소항생제 치료를 효과적으로 만들어 줄 것으로 기대되고 있다. 단, HOS gel은 정상세포도 함께 파괴할 우려가 있다. 그 밖에도 의학용 구더기 요법이 biofilm 제거에 효과적이라고 주장하는 연구도 있으나 아직 살아있는 biofilm을 정량할 방법이 개발되어 있지 않아 항 biofilm 효과에 대한 근거는 부족한 실정이다.

3) Biofilm에 특이적인 표적 항생제의 개발(biofilm-specific antibiotics)

쿼럼센싱억제제는 마늘추출물, 녹차유래 카테킨 등 본래 자연에 존재하는 성분으로 알려져 있는데, 자연유래 쿼럼센싱억제제는 채취 가능한 양이 제한적이므로 합성 쿼럼센싱억제제를 개발하여 임상에 적용하고자 하는 연구가 한창이다. QS를 억제하는 기전으로는 QS에 필요한 단백합성의 억제효소(deoxyribonuclease I, diespersin B, α-amylase, alginate-lyase 등)를 이용한 QS 단백 파괴, QS 수용체억제 등 다양한 방법이 시도되고 있다. QS 이외에도 biofilm 내부의 다양한 신호전달체계가 있을 것으로 보이며, 이에 기반하여 수많은 biofilm 특이적인 항생제들이 개발될 수 있을 것이다. 그 밖에도 lactoferrin과 같은 물질을 이용하여 biofilm의 초기 부착단계를 방해하기 위한 anti-adhesive coating agents, 플랑크톤 표현형으로 'locking' 시켜 biofilm 표현형으로 형질전환을 하지 못하게 하는 phenotype transformation 억제제, 항생제저항성과 연관된 fmtC gene 억제제 등 biofilm에 특이적인 항생제를 개발하기 위한 시도가 다양한 각도로 진행 중이다.

안타깝게도 현재 당장 환자에게 사용 가능한 biofilm 특이적인 항생제는 아직 존재하지 않는다. 지금까지 임상에 실제 적용 중인 항생제들은 성숙한 biofilm 구조를 가진 미생물에는 효과적이지 못하다. 현재 우리가 할 수 있는 일은 자주 sharp debridement를 시행하여 성숙한 biofilm을 파괴하고 재생성을 예방하여 플랑크톤 표현형의 미생물처럼 기존의 항생제와 숙주면역에 취약하게 만들어 주는 것뿐이다.

6. 현실적인 anti-biofilm 창상치료 전략

Biofilm 기반 창상치료에서의 치료원칙은 biofilm을 처음 개시하는 세균 (biofilm pioneering bacteria)의 부착 예방, 성숙한 biofilm 구조의 파괴, biofilm 분절의 파종 여부에 따라 국소 및 전신적 치료전략을 세우는 것이다.

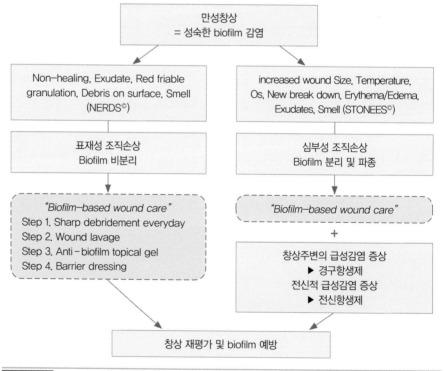

그림 14-3 Biofilm 병태생리에 기반한 만상창상의 치료

1) Anti-biofilm 창상치료의 첫 단계: 예방

Biofilm 기반 창상치료의 첫 번째 단계는 biofilm의 시작을 사전에 차단하는 것이다. 창상표면에 처음 부착되어 biofilm을 개시하는 세균은 대개 그람양성 산소성 세균으로 생각된다. 따라서 이와 같은 부착 단계를 예방하기 위해 기존에 알려진 손 씻기, 수술 전 피부준비(skin preparation), 수술 전 항생제(preoperative antibiotics), 무균기술(aseptic technique) 등 표면의 노출을 최소화하고 세균이 표면에 부착할 기회를 철저히 차단하도록 한다.

2) 이미 만성화된 창상에 대한 biofilm 기반 창상치료

이미 오랜 기간 치유되지 못하고 개방된 창상은 성숙한 biofilm이 이미 자리잡고 있음을 인지하고 치료방법을 모색해야 한다. 병력기간이 오래되었을수록 더 강력한 EPS matrix와 더욱 다양하고 비균질적인 미생물 커뮤니티 구조를 가지고 있을 확률이 높다.

(1) 성숙한 biofilm 감염, biofilm 분절 비분리상태로 의심되는 만성창상(mature biofilm, not detached state)

만성창상에 Non-healing, Exudate, Red friable granulation, Debris on the surface, Smell (NERDS[©])와 같은 임상양상을 보이는 경우 biofilm감염에 의한 표재성 조직손상으로 예상할 수 있다. Biofilm은 성숙했으나 아직 biofilm 분절의 파종단계까지 진행되지 않은 상태로서 다음과 같은 국소적인 창상치료를 시행한다.

① Sharp debridement everyday with/without lavage

Biofilm의 성숙과정을 방해하고 이미 성숙된 biofilm 구조는 파괴하여 biofilm 미생물들이 고전적인 항생제와 숙주면역에 의해 제거될 수 있도록 sharp debridement를 시행하는 것이 anti-biofilm 창상치료에서 가장 중요하고 효과적인 방법이라고 대부분의 문헌에서 언급하고 있다. Sharp debridement의 가장 효과적인 빈도에 대하여는 문헌마다 'frequent'라는 것 외에는 합의된 바가 없으나 성숙한 biofilm이 출현하기까지 24시간이 소요되는 것으로 알려져 있기 때문에 이에 근거하여 매일 창상평가를 할 때마다, 즉 24시간 이내에 sharp debridement를 시행할 것을 권고한다. Sharp debridement를 시행하여 biofilm을 미성숙한 상태로 전환시킨 후에 창상에 추가적인 anti-biofilm 치료를 적용하는 것이 바람직하다. 기구를 이용한 sharp debridement 외에도 hydrosurgical debridement (Versajet™ 등), biologic debridement(구더기 요법)도 고려할 수 있다.

Sharp debridement 후 추가적으로 창상표면을 cleansing하기 위해 lavage 를 시행할 수 있다. 고삼투압 용액, 고농도의 산성용액 등 in vitro에서 anti-biofilm 효과가 있을 것으로 생각되는 세척제는 아직 임상연구가 필요할 것으로 보인다.

② Anti-biofilm 국소도포제(topical gels)

의료용 꿀(medicinal honey, 마누카 꿀) 또는 pexiganan (Locilex® 크림)과 같은 펩타이드기반 물질의 국소치료제가 sharp debridement 후 창상에 적용할 anti-biofilm 국소도포제로서 도움이 될 것으로 기대된다. 이 물질들은 biofilm의 저성장, 대사하향조절 특성에도 상관없이 효과를 발휘할 수 있기 때문이다. Anti-biofilm 효과가 알려진 human lactoferrin으로 보형물이나 삽입카테터를 코팅하여 염증을 줄였다는 등의 문헌보고는 있으나 만성창상에서는 더 많은 연구가 필요할 것으로 보인다. 분자생물학적인 biofilm 진단법이 상용화되어 있지 않아 biofilm 병원균을 모두 검출하고 각각에 대한 표적치료제를 도포하기에도 연구가 많이 부족한 실정이다.

기존에 만성창상에 적용되어 왔던 국소항생제(푸시딘산, clindamycin 크림)나 소독제(chlorhexidine, iodine, silver) 등은 biofilm 표현형 세균에 대한 항균효과가 있다는 증거가 부족하다. 세균배양검사에서 무균으로 보고되었다면 창상엔 이미 biofilm 표현형 세균만 남아 염증을 일으키고 있다고 해석할 수 있으므로 기존 소독제나 국소항생제를 도포하는 것으로는 치료를 기대할 수 없다. Biofilm 감염에 의한 표재성 조직손상(NERDS©)의 임상양상은 biofilm 분절이 파종된 상태가 아니므로 전신적인 경구/정맥 치료제를 고려할 필요는 없다.

③ Anti-biofilm barrier dressing

음압드레싱(negative pressure wound treatment, NPWT)이 anti-biofilm 효과가 있다고 주장하기도 하나 이에 대하여는 아직 논란이 있다. 새로운 biofilm 형성을 저해하기 위해 부착단계를 차단할 목적으로 드레싱을 시행해볼 수는 있을 것이다.

(2) 성숙한 biofilm 감염, biofilm 분절이 분리되어 파종된 상태로 의심되는 만성창상 (mature biofilm, and biofilm segment detached and disseminated state)

만성창상에 창상크기 증가, 열감, 뼈조직 촉진, 창상열개와 위성병소, 홍반 또는 부종, 삼출물, 냄새(increased wound Size, Temperature, Os, New break down, Erythema/Edema Exudates, Smell, STONEES$^{©}$)와 같은 임상양상이 동반된다면 biofilm 감염에 의한 심부조직감염(deep tissue infection)을 의심할 수 있다. 이것은 성숙한 biofilm으로부터 일부가 플랑크톤 표현형으로 형질전환되어 나오거나 biofilm 분절 그대로 분리되어 파종되면서 추가적인 감염을 일으킨 상황이라고 생각될 수 있다. 이 때에는 앞서 설명했던 국소적 치료뿐만 아니라 전신적인 치료도 함께 필요하다. 감염이 창상주변으로 진행되는 경우 경구항생제를, 전신적 감염증상이 동반된 경우 정맥항생제를 추가할 수 있다. 단, 플랑크톤 표현형으로 전환되어 감염증상을 일으켰다면 고전적인 항생제로 쉽게 증상을 완화시킬 수 있겠으나 biofilm 분절에 의한 경우에는 고전적인 항생제를 매우 고농도로 투여하여 증상조절을 시도해볼 수는 있다. Biofilm에 특이적인 항생제에 대해서는 더욱 많은 연구가 요구되는 상황이다.

창상의 만성화를 예방하고 치료하기 위한 공식적인 biofilm 기반 창상관리 전략은 아직도 미흡한 실정이다. 하지만 일부 선진의료기관에서는 biofilm에 대한 DNA 기반 분자생물학적 진단법을 최근에 도입하는 등 biofilm의 병태생리에 기반한 진단과 치료가 시작되고 있다. 지금까지 밝혀진 biofilm의 연구는 대부분 in vitro에서 이루어진 것이어서 임상연구는 이제 시작되고 있는 실정이다. 그러나 고전적 세균배양에서 분자생물학적 진단으로, 플랑크톤 형태의 세균감염 패러다임에서 biofilm 형태의 감염 패러다임으로 창상관리 패러다임이 바뀌어가고 있다.

새로운 변화를 인지하고 임상에 적용해 새로운 전략을 정립해 가는 것이 앞으로 임상가들의 과제일 것이다.

References

1. Annous BA, Fratamico PM, Smith JL. Scientific status summary. J Food Sci 2009;74(1):R24−37.

2. Aslam S. Effect of antibacterials on biofilms. Am J Infect Control 2008;36(10): S175.e9−11.

3. Barker JC, Khansa I, Gordillo GM. A formidable foe is sabotaging your results: what you should know about biofilms and wound healing. Plast Reconstr Surg 2017;139(5):1184e−1194e.

4. Bjarnsholt T, Jensen PØ, Moser C, et al. eds. Biofilm infections. New York : Springer−Verlag. p. 11−24, 1994.

5. Costerton JW, Stewart PS, Greenberg EP. Bacterial biofilms: a common cause of persistent infections. Science 1999;284(5418):1318−22.

6. Costerton W, Veeh R, Shirtliff M, et al. The application of biofilm science to the study and control of chronic bacterial infections. J Clin Invest 2003;112(10):1466− 77.

7. Dowd SE, Wolcott RD, Kennedy J, et al. Molecular diagnostics and personalised medicine in wound care: assessment of outcomes. J Wound Care 2011;20(5):232, 234−9.

8. Gompelman M, van Asten SA, Peters EJ. Update on the role of infection and biofilms in wound healing: pathophysiology and treatment. Plast Reconstr Surg 2016;138 Suppl 3: 61−70S.

9. Han G, Ceilley R. Chronic Wound Healing: a review of current management and treatments. Adv Ther 2017;34(3):599−610.

10. Kalia VC. Quorum sensing inhibitors: an overview. Biotechnol Adv 2013;31(2):224−45.

11. Lynch AS, Abbanat D. New antibiotic agents and approaches to treat biofilm−

associated infections. Expert Opin Ther Pat 2010;20(10):1373-87.

12. Percival SL. Importance of biofilm formation in surgical infection. Br J Surg 2017;104(2): e85-94.

13. Sibbald RG, Woo K, Ayello EA. Increased bacterial burden and infection: the story of NERDS and STONES. Adv Skin Wound Care 2006;19(8):447-61.

14. Snyder RJ, Bohn G, Hanft J, et al. Wound Biofilm: Current Perspectives and Strategies on Biofilm Disruption and Treatments. Wounds 2017;29(6):S1-17.

15. Stewart PS. Antimicrobial Tolerance in Biofilms. Microbiol Spectr 2015;3(3).

16. Wolcott R. Dowd S. The role of biofilms: are we hitting the right target? Plast Reconstr Surg 2011;127 Suppl 1:28-35S.

Osteomyelitis

이영구, 이홍섭

골수염의 정의는 감염원에 의해 야기된 뼈의 염증으로 뼈의 비감염성 염증 질환인 골염(osteitis)과는 구분이 필요하다. 골수염은 만성창상을 다루는 영역에서 가장 어렵고 치료하기 힘든 질환으로 알려져 왔다. 최근에는 항생제와 광범위 debridement를 통한 치료에 의해 골수염의 유병률이 많이 낮아졌지만 심각성은 여전하기 때문에 창상영역에 종사하는 의료진들에게 특히 주의가 필요한 질환이다. 골수염의 성공적인 치료법은 조기진단 이후의 적절한 수술적 치료와 항생제 병행요법으로, 이를 위해서는 정형외과, 감염내과, 성형외과의 다학제 접근이 요구된다. 감염은 뼈의 한 부분 또는 골수, 피질골, 골막, 주변 연부조직 등 여러 부분을 침범할 수 있다. 감염은 보통 하나의 균에 의해서 발생하지만 당뇨발 같은 경우에는 여러 균에 의한 복합감염으로 인해 골수염이 발생하기 쉽다.

1. 분류

골수염의 분류는 감염의 기간, 감염의 기전, 감염에 대한 숙주반응의 종류에 따라서 분류할 수 있다. 감염의 기간에 의하여는 급성, 아급성, 만성으로 분류되는데, 감염의 기간을 나누는 기준은 확립되어 있지 않다. 감염의 기전에 따른 분류는 혈행성, 외인성으로 나뉜다. 외인성 골수염은 개방성골절, 수술, 감염된 조직으로부터의 전파 등이 원인이며, 혈행성 골수염은 세균혈증이 원인이다. 또한 골수염은 숙주반응의 종류에 따라서 화농골수염(suppurative osteomyelitis) 또는 비화농골수염(non-suppurative osteomyelitis)으로 나눌 수 있다. 이 장에서는 골수염을 감염의 기간 및 감염의 기전에 의하여 분류해서 설명하겠다.

2. 급성 혈행성 골수염

급성 혈행성 골수염은 골수염의 가장 흔한 형태로 위생 및 삶의 질 향상으로 지난 수십 년간 발병률이 대폭 감소하였으며, 주로 소아에게 흔한 균혈증에 의해서 발생된다. 균혈증의 원인은 다양하며 뼈의 세균 침투는 외상, 만성질병, 영양 부족, 면역결핍 등과 관계가 있다.

소아에서는 흔히 빠르게 자라는 장골의 골간단(metaphysis)을 침범한다. 세균 침투는 염증반응을 일으키며 국소적 뼈의 허혈 및 농양 형성으로 이어진다. 농양이 커지면서 골수강내 압력이 높아지며 뼈의 피질 밖으로 화농성물질이 새어 나오게 된다(그림 15-1). 이 과정이 진행되면서 부골(sequester)이 광범위하게 형성되고 만성골수염으로 발전한다. 흔히 발생하는 나이는 2세 이하, 8세에서 12세 사이이다. 2세 이하에서는 혈관이 성장판을 통과하기 때문에 이를 통하여 골단(epiphysis)으로 감염이 침투하고 관절내의 감염을 일으킨다. 이로 인하여 신생아들은 골수염 후유증으로 사지단축이 올 수 있다. 2세 이상에서는 성장판이 골간단의 농양이 골단으로 넘어가지 않게 막는 장벽 역할을 한다. 성장판이 닫힌 이후의 나이에서는 급성 혈행성 골수염이 훨씬 드물다. 성인에서는 면역이 결핍된 사람에게 급성 혈행성 골수염이 주로 발생하며, 주요 발생부위는 척추이다. 2세 이하의 신생아 및 성인에서 급성 혈행성 골수염에 의한 화농관절염이 발생할 수 있으나 소아에서는 드물다.

*Staphylococcus aureus*는 소아 및 성인 골수염의 가장 흔한 원인균이다. 정맥주사 사용 시 발생하는 골수염의 가장 흔한 원인균은 *Pseudomonas aeruginosa*이다.

신생아의 급성 혈행성 골수염에서는 *Staphylococcus aureus*뿐만 아니라 group B *Streptococcus* 및 그람음성 균들도 흔히 동정된다. 최근에는 methicillin resistant *Staphylococcus aureus* (MRSA)에 의한 골수염 발생이 소아에게서 증가하고 있다.

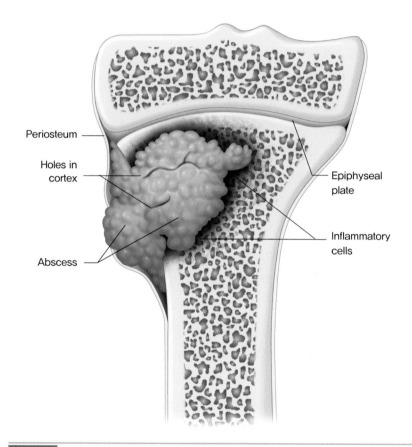

그림 15-1

농양이 커지면서 골수강내 압력이 높아지며 뼈의 피질 밖으로 화농성물질이 새어나오게 된다.

1) 진단

급성 혈행성 골수염 진단은 병력청취 및 이학적검사로 시작한다. 징후 및 증상은 매우 다양하다. 특히 신생아나 노인, 면역결핍 환자들의 임상증상은 경미할 수 있어서 주의를 요한다. 발열 및 전신통은 초기단계에서는 없을 수도 있으며 통증 및 국소압통은 흔한 증상이다. 혈액학 검사에서 백혈구 수치는 정상인 반면, 적혈구침강속도(ESR)와 C-reactive protein (CRP) 수치 상승은 흔하다. CRP는 급성기에 상승하는 물질이며 ESR보다 훨씬 빨리 정상화되기 때문에 급성골수염의 치료에 대한 반응을 모니터링하는 데 필요하다. 단순방사선 사진은 초기골수염에서는 정상이기 때문에 주의를 요하며, 골막반응(periosteal reaction)이나 뼈용해(osteolysis)와 같은 변화는 감염이 발생한 이후 10~12일 후에 발견된다. 뼈 스캔(bone scan)은 단순방사선 사진보다 더 예민하게 골수염을 발견할 수 있으며 감염 이후 24시간 혹은 48시간 내에 90%에서 발견할 수 있다(그림 15-2). 자기공명영상촬영(magnetic resonance imaging, MRI)은 골수 내와 연부조직의 초기 염증변화를 발견하는 데 유용하며, 골내 및 골막하 농양을 발견하기 용이하다. T1강조영상에서는 저신호 강도를 보이며 T2강조영상에서는 고신호 강도를 보인다. MRI의 골수염 진단 민감도는 98%이지만, 특이도는 75%로 낮아서 주의를 요한다.

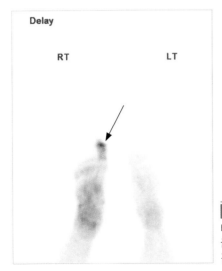

그림 15-2
뼈 스캔 검사에서 발견된 열소(hot uptake) 병변(화살표)은 골수염을 시사한다. 단, 높은 민감도에 비해 특이도가 낮다는 것이 단점이다.

2) 치료

급성 혈행성 골수염의 빠르고 적절한 치료는 사망률을 대폭 감소시킨다. 수술과 항생제 병합요법이 필요하며 항생제만으로 치료가 가능한 경우도 있다. 농양은 배농이 필수적인 치료이다. 농양형성 없이 단순 염증반응만 보일 경우에 항생제만으로 치료가 가능하다. MRI나 초음파 같은 진단법을 통하여 농양형성 유무를 파악하고 농양이 없는 경우에 경험적 항생제로 치료를 시작한다. CRP는 항생제 치료 시작 이후 2~3일 간격으로 체크하여 반응 여부를 파악한다. 항생제 치료에 대한 반응이 24~48시간 후에도 나타나지 않을 경우 잠재된 농양에 대한 평가가 필요하다.

급성 혈행성 골수염에 대한 수술적 치료의 주요 적응증은 첫째, 배농이 필요한 농양이 형성된 경우이며 둘째, 적절한 정맥항생제 투여에도 치료가 실패한 경우이다. 수술 시에는 농양 배농과 더불어 모든 괴사조직을 제거한다.

3. 아급성 혈행성 골수염

급성골수염과 비교했을 때 아급성 혈행성 골수염은 서서히 시작하며 증상의 정도가 경미하기 때문에 진단이 더욱 어렵다. ESR은 50%에서만 상승을 보이며 혈액배양검사는 보통 음성을 보인다. 아급성 경과를 보이는 원인으로는 증상 시작 전의 항생제 투여, 숙주저항성 증가, virulence의 저하 등을 들 수 있다. 아급성 혈행성 골수염의 방사선학적 분류로는 Gledhill의 분류와 Roberts 등의 분류가 사용된다(표 15-1). 방사선학적으로 원발성 골종양과 아급성 혈행성 골수염과의 감별진단이 필요하며 MRI가 감별진단에 용이하다. 아급성 혈행성 골수염에서는 *Staphylococcus aureus*와 *Staphylococcus epidermidis*가 흔히 발견된다. 진행이 빠른 병변에 대해서는 소파술(curettage) 및 생검술 이후 적절한 항생제 치료가 필요하다. 골단이나 골간단에 발생한 아급성 혈행성 골수염의 경우 48시간 동안의 정맥항생제 투여 이후에 6주간의 경구항생제 복용이 필요하다.

표 15-1. 아급성 혈행성 골수염의 방사선학적 분류

분류	Gledhill 분류	Roberts 등의 분류	감별진단
I	반응성 신생골 형성, 국소적 방사선 투과성 병변	Ia ; punched-out 방사선 투과성 병변 IIb ; punched-out 방사선 투과성 병변과 동반된 경화성 병변	랑게르한스세포 조직구증
II	피질골 침식과 동반된 골간단 부위 방사선 투과성 병변		호산구성 육아종
III	골간에 피질골 과형성	국소적 피질골막반응	유골골종(osteoid osteoma)
IV	골막하 신생골 형성	양파껍질모양(onion skin) 골막반응	유잉 골육종
V		골단에 중심성 방사선 투과성 병변	연골세포종
VI		척추몸통을 포함하는 진행성 파괴 병변	결핵

4. 만성골수염

만성골수염은 완전히 치료되기가 어렵다. 전신증상은 드물더라도 뼈 내에서 화농성물질, 감염된 육아조직, 부골 등이 관찰된다. 몇 해에 걸쳐서 급성 간헐적 발병이 일어날 수 있고 이는 항생제에 반응을 보인다. 만성골수염의 뚜렷한 특징은 감염에 의한 골 괴사와 이를 둘러싼 건강하지 않은 연부조직이다. 이런 조직들은 무혈관성 특징을 보이기 때문에 전신항생제에 반응을 보이지 않는다. 만성골수염의 관해를 위해서는 적극적인 surgical debridement와 사강(dead space)에 대한 처치 등과 더불어 효과적인 항생제 치료가 필요하다. 특히 면역이 결핍된 환자들에게는 수술적 치료가 요구된다.

1) 분류

만성골수염의 분류에는 Cierny와 Mader 분류법이 사용된다. 이 분류법은 생리적인 분류와 해부학적인 분류로 나뉜다. 생리적인 분류에서 A 숙주군은 감염과 수술에 대해서 정상적인 반응을 보인다. B 숙주군은 면역이 결핍되어 있으며 창상 치유 능력이 떨어진다. C 숙주군은 수술적 치료 자체의 위험이 골수염으로 인한 위험보다 클 정도로 전신상태가 불량한 군이다. 해부학적인 분류에 의하면 1형은 골수강내에 병변이 위치한다. 2형은 뼈 피질에 감염이 국한된 형태이며, 3형은 뼈의 피질이 국소적으로 완전 파괴된 형태이다. 4형은 골 파괴 병변이 널리 퍼져 있는 형태이다(표 15-2).

표 15-2. 만성골수염에 대한 Cierny와 Mader 분류

해부학적 분류		
1형	골수강내	골수내 병변
2형	표재성	피질 표면의 감염
3형	국소적	피질 부골
4형	미만성	뼈의 불안정성
생리적 분류		
A 숙주	정상	혈행 양호
B 숙주	면역결핍	국소적 또는 전신적 면역결핍
C 숙주	불량	경과 불량

2) 진단

만성골수염의 진단을 위해서 임상적, 혈액학적, 영상학적 검사를 수행하게 된다. 진단의 gold standard는 감염된 골의 생검 표본으로 조직학적 및 미생물학적 검사를 하는 것이다. 가장 흔히 배양되는 균은 *Staphylococcus aureus*이며 혐기균이나 그람음성간균도 동정된다. 이학적검사 시에는 피부와 연부조직의 상태에 초점을 맞춰야 하며 압통, 뼈의 안정성, 신경 및 혈관의 상태 등을 검사한다. 혈액

학적 검사는 일반적으로 비특이적이며 감염의 심각성을 잘 나타내지 못한다. ESR과 CRP는 대부분 상승되어 있지만 백혈구 수치는 35%에서만 증가된다.

만성골수염에 대한 영상학적 검사는 여러 종류가 이용될 수 있으나, 아직까지 절대적으로 골수염을 진단하거나 배제할 수 있는 검사는 없다. 영상학적 검사는 골수염을 확진할 수 있게 도움을 주고 수술적 치료를 계속하는 데 유용하다. 단순 방사선 사진이 가장 먼저 이용되어야 하며 뼈 피질의 파괴 및 골막반응은 골수염을 강력히 시사하는 소견이다. 전산단층촬영(computed tomography, CT)은 피질골의 파괴 정도와 부골의 유무를 정확하게 알려준다. MRI는 CT에 비해서 연부조직의 상태를 더 잘 보여준다. 특히 만성골수염의 MRI 소견상 경계가 명확한 고신호 강도의 선을 둘러싸는 골수부종(bone marrow edema)을 'rim sign'이라고 한다 (그림 15-3). 골수부종은 T2강조영상에서 골수에 고신호 강도를 보이는 병변을 말한다. 골수부종은 골수염뿐만 아니라 물리적 자극 또는 과사용에 대한 반응, 교감신경이영양증(reflex sympathetic dystrophy), 유골골종(osteoid osteoma) 등의 병변에서도 나타날 수 있다.

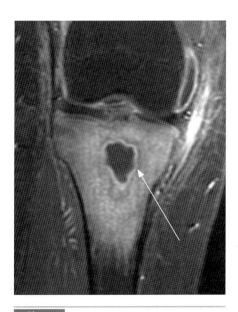

그림 15-3
근위 경골 부위에 'rim sign(화살표)'을 보이는 만성골수염의 MRI 사진

3) 치료

만성골수염의 치료는 다학제적 접근이 필요하다. Surgical debridement 및 항생제 치료와 더불어 향후 수술적 재건 및 숙주 면역상태에 대해 고려해야 한다. 당뇨 환자의 경우 철저한 혈당관리가 필요하고, 금연, 간 및 신장 질환 치료가 병행되어야 한다. 일반적으로 만성골수염은 수술적 치료 없이는 완치가 불가능하다. 세균은 정형외과적 내고정장치나 뼈 실질에 존재하는 수용체에 잘 결합하고 때때로 세포 내에 숨는 특성이 있기 때문에 항생제 치료만으로 만성골수염을 치료할 수 없다. 만성골수염의 수술적 치료는 부골절제술과 감염된 골 및 연부조직 제거를 포함한다(그림 15-4). 만성골수염에 대한 광범위 debridement 이후 항생제 사용기간에 대한 논란이 있지만 보통 6주간 정맥항생제 투여를 하게 된다. 광범위한 debridement로 인하여 범위가 큰 사강과 불안정성이 발생되어 이를 재건하기 위해 단계적인 골 및 연부조직 수술이 필요하게 된다. 항생제가 포함된 시멘트가 사강을 채우기 위하여 쓰인다(그림 15-5). 골 및 연부조직 재건술을 시행하기 전에 CT나 MRI와 같은 영상의학적 진단으로 부골 및 골내 농양 등을 파악한 이후 진행해야 한다. 재건술은 성형외과 및 감염내과와의 협진을 비롯한 다학적인 접근이 반드시 필요하다. 사강을 채우기 위해서는 뼈이식, 항생제가 포함된 시멘트 삽입, 국소피판술, 유리피판술, 외고정장치를 이용한 뼈 운송법(bone transport) 등이 사용된다.

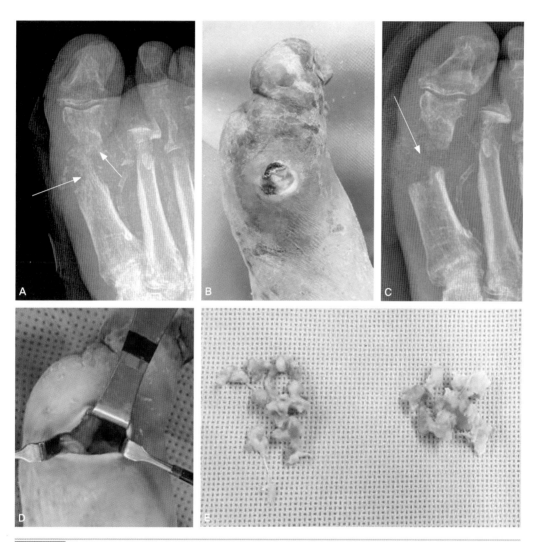

그림 15-4 　당뇨발 창상감염에 의한 만성골수염이 발생한 77세 남자 환자

A. 수술 전 촬영한 단순방사선 사진에서 제1 중족골두(first metatarsal head)와 근위지골(proximal phalanx of first toe)을 포함하는 뼈용해 소견이 보인다(화살표). 　B. 우측 제1 중족골두(first metatarsal head)의 내측 부위에 만성창상이 동반되어 있다. 　C. 수술 이후 촬영한 단순방사선 사진에서 감염된 골이 제거된 것을 확인할 수 있다(화살표). 　D. 감염된 골을 제거한 이후에 큰 사강이 보인다. 　E. Surgical debridement로 제거된 감염된 연부조직(좌측) 및 괴사된 골조직(우측).

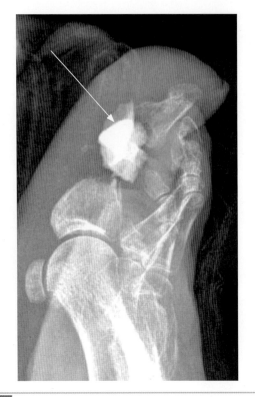

그림 15 - 5

만성골수염에 대한 괴사골제거술 이후 발생된 사강에 시멘트(화살표)가 삽입되어 있다.

References

1. 김용범, 이은징, 조재호 외. 당뇨병성 족부 골수염 치료에서 보존적 치료에 대한 임상적 고찰. 대한족부족관절학회 2015;19:3.

2. 김종훈, 윤용철, 김영우 외. 외상 후 만성 골수염의 진단 및 치료. 대한골절학회 2014;27:1.

3. 대한족부족관절학회. 족부족관절학. 1판. 서울: 진기획. p. 292. 2010.

4. 손욱진, 곽은석, 이만호. 외상 후 골수염. 대한골절학회 2010;23:1.

5. 이호승, 조병기, 송형근 외. 당뇨발 환자의 골수염 진단에 있어서 골 주사 검사의 유용성. 대한족부족관절학회 2002;6:2.

6. Canale ST, Beaty JH. Campbell's operative orthopedics. 12th ed. Philadelphia: Mosby Elsevier. p. 725. 2015.

7. Peltola H, Paakkonen M. Acute osteomyelitis in children. N Engl J Med 2014;370:352-60.

8. Ramsden A, Chan J, Millar R, et al. Outcome of free tissue transfer in treatment of chronic osteomyelitis. Orthopaedic proceedings published online 21 Feb 2018.

Diabetic Wound

서현석

당뇨발 환자의 20%는 일생 동안 한 번 이상의 당뇨발 감염을 경험한다. 당뇨발 감염은 창상에서 생기고 특히 신경병증으로 인한 창상에서 쉽게 발생한다. 신경병증을 동반한 당뇨발 환자는 보호감각이 저하되어 발에 궤양이 생기고 감염이 발생하여도 초기에 인지하지 못하는 경우가 많다. 이런 경우 초기 며칠 동안 적절한 치료가 이루어지지 못하고 결국엔 뼈를 포함한 깊은 조직으로 감염이 침투하게 된다. 감염은 초기에는 대부분 경미하나 이후에 뼈나 관절을 침범하는 중증의 감염으로 진행하여 조직의 괴사나 근막염, 연조직염 혹은 패혈증을 일으키게 된다. 혈류저하가 동반된 경우에는 조직의 괴사가 더욱 더 빨리 진행되어 하지의 절단까지 이르는 경우도 흔하다. 당뇨발 감염의 궁극적인 치료목표는 창상과 감염으로 인한 하지절단을 예방하는 것이다. 이를 위해서는 감염의 발생초기에 감염을 정확히 진단하고 신속하게 적절한 방법으로 치료해야 한다.

1. 당뇨발의 정의

당뇨발이란 당뇨병 환자의 감각저하나 하지 혈류저하로 인해 조직의 손상, 감염이 발생하는 것을 말하고, 당뇨발 감염이란 당뇨병 환자의 하지에 미생물 침입과 증식으로 조직이 파괴되고, 이에 대응하는 염증반응이 발생하는 병리학적 상태를 말한다.

2. Pathophysiology

대다수의 당뇨병 환자들에게는 면역병증(immunopathy)이 존재한다. 이는 비정상적인 면역반응과 감염에 대한 민감성 증가로 설명할 수 있다. 당뇨병 환자에서 감염의 위험성 및 심각성이 높아지는 이유에 대해서는 여러 가설들이 존재한다. 당뇨병이 있을 경우 bradykinin과 같은 국소활성 cytokine이 적절하게 혈관을 확장시키지 못한다. 당뇨로 인해 혈당이 올라가면 cytokine의 작용이 제대로 이루어지지 않게 되고, 혈관은 오히려 수축한다. 이로 인해 허혈이 발생하고 포식세포(phagocyte)의 유입이 저해된다. 고혈당은 proinflammatory cytokine를 증가시키고 이는 다시 인슐린 저항성을 높이는 악순환으로 연결된다. 포식세포는 다핵세포는 고유의 면역체계를 형성하는데, 당뇨병 환자에서는 화학주성(chemotaxis)이나 유착(adherence), 포식작용(phagocytosis)이 저하된다. 염증반응 자체도 조직의 압력을 높이게 되는데, 이때 증가된 압력이 모세혈관의 압력보다 높아지면 조직의 괴사가 발생한다(그림 16-1).

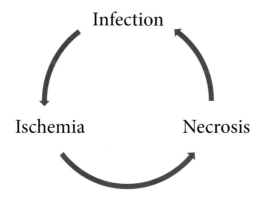

그림 16-1 염증반응으로 높아진 조직의 압력이 모세혈관 압력보다 높아지면 조직괴사가 발생함

3. 감염의 위험요인

몇 개의 연구에서 아래의 경우 염증발생 가능성이 증가된다고 보고되었다.

- 뼈가 노출된 창상
- 30일 이상 된 창상
- 동일부위에 반복적으로 발생한 창상
- 외상으로 인한 창상
- 말초혈관질환
- 말초신경병증
- 절단수술의 과거력
- 만성신부전이나 신장이식의 과거력

4. 진단

1) 증상과 징후

당뇨발 감염의 진단은 아래와 같은 다소 주관적인 징후와 증상을 바탕으로 이루어진다.

- Redness
- Warmth
- Induration
- Pain/tenderness

2) 당뇨발 감염이 다른 감염과 다른 점

당뇨병 환자는 위에서 언급한 감염이나 염증의 증상, 징후들이 덜 명확한 경우가 많다. 그 이유는 신경병증(감각저하)과 혈류의 감소 때문인데, 이로 인해 피부로 가는 혈류가 감소해 홍반(erythema)이 덜 발생하고 피부온도가 상승하지 않기도 하며, 백혈구의 기능저하로 염증반응 자체가 없는 경우도 있다. 그 대신 악취가 발생하거나, 고름이 나거나, 삼출물이 많아지기도 하고, 피부괴사가 진행되고 육아조직 형성이 지연되는 현상으로 발현되기도 한다. 열이 나거나 혈압이 떨어지거나 백혈구가 증가하는 전신적인 염증반응이 없는 경우도 많다.

당뇨병 환자에게 감각신경병증이 동반되어 있는 경우 족부궤양이 발생할 가능성이 2.2~9.9배 증가되는 것으로 알려져 있다. 감각신경병증으로 발의 감각이 없다면, 족부궤양이 발생하여도 초기에 인지하지 못한다. 적절한 관리 없이 며칠이 지나면 창상에 감염이 발생하게 된다. 그렇게 며칠이 더 지나면 전신발열이 발생하거나 괴사가 일어나면서 악취가 발생해 가족들에 의해 족부궤양이 처음 발견되기도 한다(그림 16-2).

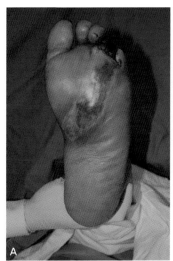 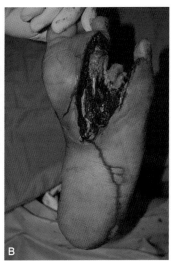 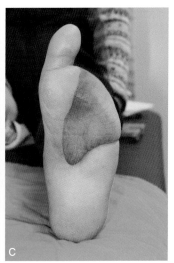

그림 16-2 발톱을 깎다가 발생한 발가락의 작은 창상이 악화되어 악취와 발열이 발생한 이후에야 병원에 내원한 당뇨족 증례 (A). 일부 발가락의 절단을 포함한 surgical debridement (B) 후에야 치유가 가능하였다(C).

　　감염이 발생하면 피부괴사를 동반하는 심부감염으로 악화될 수 있고, 심부감염은 피부병변보다 더 넓게 근막이나 인대를 따라 근위부로 전파되기 때문에, 결국에는 하지절단에 이르게 되는 경우가 많다. 당뇨발 창상 환자의 50% 정도에서 하지허혈이 동반되어 있는데 이들은 고름이나 열감 등의 증후가 적은 대신, 감염으로 인한 혈류 악화로 피부괴사가 진행하는 형태를 보이게 된다(그림 16-3).

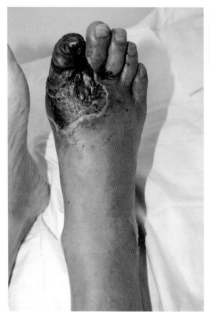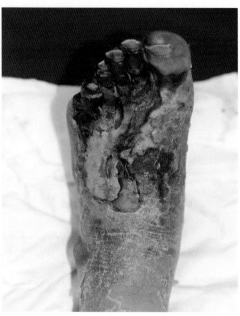

그림 16-3　허혈을 동반한 환자에서 감염으로 인해 발생한 괴사

3) 분류

당뇨발 창상을 분류하는 방법에는 여러 가지가 있다. 대부분의 분류방법은 창상의 깊이나 감염의 유무만으로 창상의 중증도를 분류하였다. 이에 반해 PEDIS와 IDSA (Infectious Diseases Society of America) 분류법은 감염의 증상과 징후에 따라 감염의 정도를 4개의 등급으로 분류하여 당뇨발의 감염을 기술하는 데보다 널리 사용된다(표 16-1). 다만 고령의 환자나 혈류가 저하된 환자에서는 이러한 증상과 징후가 명확하지 않은 경우도 많다.

표 16-1. Infectious Diseases Society of America (IDSA) and PEDIS classification of diabetic foot infection

Clinical Manifestation	PEDIS Grade	IDSA Severity
No symptoms or signs	1	Uninfected
Infection involving the skin only without systemic signs With at least 2 of the following • Local swelling • Erythema >0.5~2 cm • Tenderness or pain • Warmth • Purulent discharge Other causes of an infection should be excluded (eg, trauma, gout, acute Charcot neuroosteoarthropathy, venous stasis)	2	Mild
Erythema >2 cm with one of swelling, tenderness, warmth, discharge or deep tissue infection with abscess, osteomyelitis, septic arthritis, fasciitis without systemic signs	3	Moderate
Any foot infection with a systemic inflammatory response ≥2 of the following conditions: • Temperature >38 ℃ or <36 ℃ • HR >90 beats/min • RR >20 breaths/min or $PaCO_2$ <32 mm Hg • White blood cell count >12,000 or <4,000/mm^3	4	Severe

4) 혈액검사

당뇨발 감염의 유무를 확인하기 위해 procalcitonin과 C-reactive protein (CRP) 검사를 시행하기도 하고, 감염에 대한 치료가 적절한지 확인하는 지표로 사용할 수 있지만 다른 부위의 감염이 동반되어 있는 경우에도 수치가 상승할 수 있다는 단점이 있다.

5) 균배양 검사

고름으로 덮여 있지 않고, 깊은 곳에 위치한, 괴사되지 않은 조직에서 검체를 채취하면 contamination이나 colonization을 형성하는 균으로 인한 위양성을 최소화할 수 있다. 검체는 반드시 굳은살이나 괴사된 조직을 제거하고 채취하여야 한다. 많은 연구에서도 표면에서 면봉도말배양으로 얻은 검체에서 발견된 균은 실제 골수염을 일으킨 원인균과 차이가 있었다고 한다. 대부분의 경도 감염(mild infection)의 경우 *Staphylococcus aureus*나 일부에서는 β-hemolytic *Streptococci*가 발견된다. 중등도(moderate) 혹은 심한(severe) 감염을 동반한 창상의 깊은 조직에서 채취한 조직에서는 그람양성 구균인 *E. Coli*나 *Proteus*, *Klebsiella* 같은 그람음성 간균이 발견되고 때때로 *P. aeruginosa*이나 혐기균인 *Peptostreptococcus*, *Finegoldia* 혹은 *Bacteroide*가 발견된다. 심한 감염 일수록 *P. aeruginosa*가 발견되는 경우가 더 흔하다.

최근에는 MRSA에 의한 감염도 증가하고, extended-spectrum β-lactamase (ESBL)-producing Enterobacteriaceae 감염도 문제가 되고 있다.

당뇨발 감염에서 내성이 있는 균이 발견될 수 있는 위험요소로는 (1) 장기간의 항생제 사용, (2) 동일 창상 때문에 여러 차례 입원하는 경우, (3) 장기 입원, (4) 골수염 동반 등이 있다.

6) 영상검사

(1) 단순방사선 촬영

골수염을 동반한 만성 당뇨발 감염의 경우, 피질골의 미란, 골막반응, 투과성의 증가가 관찰될 수 있다. 그러나 단순방사선 촬영에서 변화가 관찰되려면 1개월 정도의 시간이 경과해야 하기 때문에 수주 간격으로 반복적인 촬영이 필요하다. 단순방사선 촬영으로 발 혈관의 석회화 유무, 흔하지는 않지만 혐기균에 감염된 경우에 가스괴저(gas gangrene)의 유무도 확인할 수 있다.

(2) 99Tc 3-phase bone scan(뼈 스캔 검사)

뼈 스캔 검사에서 섭취(uptake) 증가를 보이는 경우, 골수염을 의심할 수 있으나, 골치유 과정에서도 골대사의 증가와 골섭취의 증가가 관찰될 수 있어 진단의 특이도가 높지 않다. 또한 신경병성관절변형(Charcot arthropathy)이 있는 경우에도 골섭취가 증가될 수 있다. 이 경우에는 MRI나 Ga-67 혹은 Indium-111 WBC 스캔을 시행하여 골수염과의 감별에 도움을 받을 수 있다.

(3) MRI 검사

당뇨발의 골수염을 진단하는 데 높은 예민도를 보이지만, 골절이 있었거나 수술 후 치유되는 단계 혹은 신경병성관절변형으로 인한 골부종이 있는 경우 골수염과 감별이 어려운 경우가 있다.

7) 골수염

당뇨발에서의 골수염은 만성창상에 생긴 감염과 염증이 확산되어 생긴다. 당뇨발이 있는 환자의 15%에서 골수염이 생기고 당뇨발의 감염이 있는 환자에서는 20%에서 병원 내원 시 감염과 함께 골수염이 발견된다. 당뇨발 골수염의 가장 흔한 원인균은 S. aureus이지만, 당뇨발 창상의 원인균이 다양하듯 골수염의 원인균도 다양할 수 있다. 골수염의 치료를 위해서는 감염을 일으키는 원인균을 찾아 적절한 항생제를 사용하는 것이 무엇보다 중요하다. 이와 더불어 다른 만성골수염의 치료와 마찬가지로 괴사된 뼈와 감염된 뼈를 수술적 치료로 제거하는 것이 필요하다. 많은 논문들에서 수술적 치료 없이 당뇨발의 골수염을 치료했다고 보고하고 있지만 완치율은 60~70%정도로 치료성과가 좋지 않다. 수술적 치료를 함께 시행하는 경우 입원기간과 항생제 사용도 줄이고 완치율도 높일 수 있다. 수술을 통해 죽은 뼈나 골수염이 의심되는 뼈를 모두 제거한다면, 수술 후 항생제는 연부조직 감염 정도에 따라 3주 미만의 기간 동안 사용한다. 그렇지만 당뇨발의 감염에 있어서는 염증이 의심되는 뼈를 다 제거하지 못하는 경우도 많다. 염증이 의심되더라도 혈액순환이 좋아 출혈이 잘 되는 뼈가 있거나, 발의 구조유지와 원활한 보행을 위해 일부 감염이 의심되는 뼈를 남기기도 하는데, 이때는 최소 4~6주 동안 항생제를 사용해야 한다. 감염이 의심되는 뼈가 혈액순환이 좋은 연부조직으로 덮여 있지 못한다면 항생제를 써도 나을 확률이 매우 적기 때문에 수술적으로 제거하는 것이 맞다.

5. 당뇨발의 치료

당뇨발의 감염은 앞에서 언급한 것처럼, 임상 징후와 증상이 다른 감염처럼 명확하지 않은 경우가 많기 때문에 치료 시기가 늦어지는 경우가 흔하다. 일반적인 임상 징후와 증상이 없는 경우에도, 매일 달라지는 당뇨발의 상태에 따라 임상 의료진이 판단하여 감염에 대한 치료를 시작해야 하는 경우가 많다.

당뇨발 감염을 치료하려면 여러 가지 치료법이 필요하다. 대부분의 감염은 항생제 치료가 매우 중요하기는 하나 단독으로 사용하는 경우 치료에 실패할 가능성이 높다. 적절한 치료를 위해서는 올바른 debridement와 pressure off-loading, 한 번 이상의 수술적 처치가 필요하다. 수술적 처치는 소독, 굳은살과 괴사된 조직의 제거, 고여있는 고름을 제거하는 것을 포함한다. 혈류가 좋지 않다면, 경피적 혈관중재시술 혹은 우회술을 이용한 재혈관화(revascularization)를 시행하여야 하며, 이를 통해 적절한 영양분과 면역세포 그리고 항생제가 병변으로 공급되어야 한다.

1) 항생제

임상적으로 감염이 없다면, 창상표면의 세균집락화(bacterial colonization)가 의심되더라도 항생제의 사용은 창상치유에 도움이 되지 않는다. 항생제의 사용은 임상적인 감염이 의심되는 창상이나 이에 준하는 경우에만 사용한다.

세균배양 검사결과가 없는 감염창상에 대해서는 초기에 경험적 항생제를 사용하게 된다. 항생제의 종류나 복용방법은 감염의 중증도에 따라 결정하게 된다. 경험적 항생제의 사용은 다음과 같다(표 16-2, 16-3).

표 16-2. Suggestions for empirical antibiotic regimens based on the IDSA guidelines

Infection Severity	Likely Pathogen	Antimicrobial Agent
Mild (usually oral)	Low-risk MRSA *Staphylococcus aureus* (MSSA), *Streptococcus* spp.	Dicloxacillin or flucloxacillin, 1st generation cephalosporin Amoxicillin/clavulanate (Augmentin) Ampicillin-sulbactam (Unasyn)
	MRSA	Doxycycline Trimethoprim/sulfamethoxazole (Bactrim, Septra), glycopeptides (vancomycin, teicoplanin), linezolid
Moderate (oral or parenteral) or severe (usually parenteral)	MSSA, *Streptococcus* spp, Enterobacteriaceae, obligate anaerobes	Cefoxitin Ceftriaxone Ampicillin-sulbactam, Moxifloxacin Ertapenem, Tigecycline Levofloxacin(골침투력 우수) or ciprofloxacin with clindamycin Imipenem-cilastatin
	MRSA	Linezolid(골침투력 우수) Daptomycin Vancomycin
	Pseudomonas aeruginosa	Piperacillin-tazobactam (Taxocin)
	MRSA, Enterobacteriaceae, *Pseudomonas*, and obligate anaerobes	Vancomycin, ceftazidime, cefepime, piperacillin/tazobactam, aztreonam, or a carbapenem

표 16-3. Antibacterial therapy for infected diabetic foot ulcers

Severity of infection	Antibacterial regimen
Non-limb threatening (oral antibiotics)	Amoxicillin/clavulanic acid (500/125mg) q8h Clindamycin 300mg q6h Ciprofloxacin 500mg q12h + clindamycin 300mg q6h Dicloxacillin or flucloxacillin 500mg q6h Levofloxacin 500mg qd + clindamycin 300mg q6h
Limb threatening (parenteral)	Clindamycin 450-600mg q6h + ciprofloxacin 400mg q12h ± Metronidazole 500mg q8h Piperacillin/tazobactam 4.5g q6h
Life threatening (parenteral)	Piperacillin/tazobactam 4.5g q6~8h + Gentamicin 1.5 mg/kg q8h Vancomycin 1g + gentamicin + metronidazole

PEDIS grade 2정도로 mild infection이 있는 경우 *Staphylococci*나 *Streptococci*와 같은 그람양성균에 의한 감염이 흔하고 이 경우 외래치료가 가능하다. 항생제는 주로 narrow spectrum으로 그람양성균을 target으로 경구항생제를 사용한다. 그람음성 간균이 발견되더라도 주 원인균이 아닌 경우가 많아 이에 대한 항생제를 추가하거나 변경하지 않아도 된다. MRSA가 흔하지 않은 병원에서는 dicloxacillin이나 flucloxacillin이나 1세대 cephalosporin 계열 혹은 clindamycin을 1~2주 사용하고, MRSA가 흔하다면 균배양검사를 적절하게 시행하고 MRSA가 원인균으로 생각된다면 이에 맞는 항생제를 사용해야 한다.

PEDIS grade 3의 중등도 감염(moderate infection)에서는 그람음성 및 양성균을 동시에 치료할 수 있는 광범위 항생제를 사용하는 것이 바람직하다. 이 경우에는 입원치료가 적합하고 창상에 맞는 수술적 처치도 함께 진행되어야 한다. 중등도 감염의 경우 항생제 치료는 2~3주 이내의 기간 동안 사용하게 된다(그림 16-4).

PEDIS grade 4의 심한 감염(severe infection)의 경우는 그람음성 및 양성균 이외에도 혐기균 혹은 항생제 내성균의 감염을 의심해야 한다. 이 경우 정맥항생제를 초기에 사용하는 것이 바람직하다.

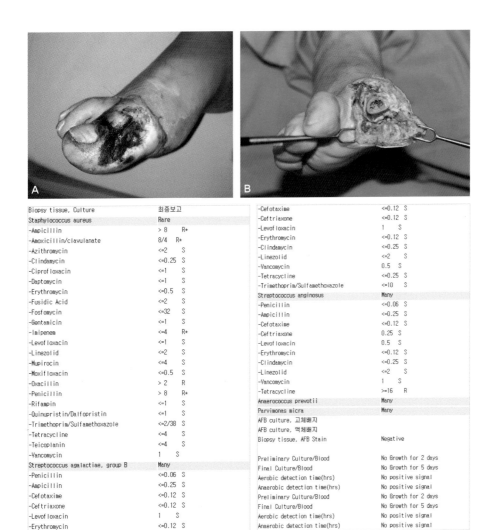

Biopsy tissue, Culture	최종보고			-Cefotaxime	<=0.12 S
Staphylococcus aureus	Rare			-Ceftriaxone	<=0.12 S
-Ampicillin	> 8	R+		-Levofloxacin	1 S
-Amoxicillin/clavulanate	8/4	R+		-Erythromycin	<=0.12 S
-Azithromycin	<=2	S		-Clindamycin	<=0.25 S
-Clindamycin	<=0.25	S		-Linezolid	<=2 S
-Ciprofloxacin	<=1	S		-Vancomycin	0.5 S
-Daptomycin	<=1	S		-Tetracycline	<=0.25 S
-Erythromycin	<=0.5	S		-Trimethoprim/Sulfamethoxazole	<=10 S
-Fusidic Acid	<=2	S		Streptococcus anginosus	Many
-Fosfomycin	<=32	S		-Penicillin	<=0.06 S
-Gentamicin	<=1	S		-Ampicillin	<=0.25 S
-Imipenem	<=4	R+		-Cefotaxime	<=0.12 S
-Levofloxacin	<=1	S		-Ceftriaxone	0.25 S
-Linezolid	<=2	S		-Levofloxacin	0.5 S
-Mupirocin	<=4	S		-Erythromycin	<=0.12 S
-Moxifloxacin	<=0.5	S		-Clindamycin	<=0.25 S
-Oxacillin	> 2	R		-Linezolid	<=2 S
-Penicillin	> 8	R+		-Vancomycin	1 S
-Rifampin	<=1	S		-Tetracycline	>=16 R
-Quinupristin/Dalfopristin	<=1	S		Anaerococcus prevotii	Many
-Trimethoprim/Sulfamethoxazole	<=2/38	S		Parvimonas micra	Many
-Tetracycline	<=4	S		AFB culture, 고체배지	
-Teicoplanin	<=4	S		AFB culture, 액체배지	
-Vancomycin	1	S		Biopsy tissue, AFB Stain	Negative
Streptococcus agalactiae, group B	Many				
-Penicillin	<=0.06	S		Preliminary Culture/Blood	No Growth for 2 days
-Ampicillin	<=0.25	S		Final Culture/Blood	No Growth for 5 days
-Cefotaxime	<=0.12	S		Aerobic detection time(hrs)	No positive signal
-Ceftriaxone	<=0.12	S		Anaerobic detection time(hrs)	No positive signal
-Levofloxacin	1	S		Preliminary Culture/Blood	No Growth for 2 days
-Erythromycin	<=0.12	S		Final Culture/Blood	No Growth for 5 days
				Aerobic detection time(hrs)	No positive signal
				Anaerobic detection time(hrs)	No positive signal

그림 16-4

악취를 동반한 엄지발가락의 괴사(A)를 주소로 내원한 63세 남환으로 오한과 열이 나타났으며 CRP는 13.97 mg/dL로 측정되었다. 괴사조직을 제거하고 채취한 조직배양검사에서 그람음성균과 혐기균이 발견되어 Piperacilllin/tazobactam (Tazoperan) 4.5 g을 하루 4회 주사하면서 하루 2회 debridement와 드레싱을 시행하였고, 3일 후 CRP가 2.65 mg/dL까지 감소하였으며 염증소견도 소멸되었다(B).

일반적으로 당뇨발 감염의 항생제 치료는 초기에는 경험적 항생제를 사용하고 그 이후에는 균배양 결과에 맞추어 이를 변경한다. 항생제를 사용하거나 변경할 때에는 감염이 항생제 치료에 잘 반응하는지 여부를 창상의 변화나 전신증상, 혈액검사를 통해 확인해야 한다. 항생제는 2~4주 동안 사용하고 골수염이 있는 경우에 4~6주 동안 사용한다.

당뇨발 감염에서 항생제 사용 기간에 대해 정리하면 다음과 같다. 2012 IDSA guideline (Clinical Infectious Diseases 2012)

(1) No residual infected tissue : 2~5일

(2) Residual infected soft tissue, but not bone : 1~3주

(3) Residual infected (but viable) bone : 4~6주

(4) No surgery, or residual dead bone postoperatively : ≥3개월

2) 국소항생제

감염이 동반된 창상을 치료하기 위해서 혹은 아직 감염이 없는 창상에서 감염을 예방하기 위해서 항생제 성분이 들어간 연고를 국소적으로 사용하기도 한다. 항생제가 포함된 드레싱 제품을 사용했을 때 항생제가 포함되지 않은 드레싱 제품을 사용할 경우에 비해 창상이 더 빨리 치유되었다는 보고가 있지만, 아직까지 예방이나 창상치유에 도움이 된다는 증거가 충분하지 않다.

3) Debridement

대부분의 당뇨발 감염은 수술적 처치가 필요하다. 각 환자에게 필요한 수술적 처치는 간단한 debridement로 제한될 수도 있고 어떤 경우에는 뼈의 제거나 재혈관화 혹은 하지의 절단이 필요할 수도 있다. 당뇨병 환자를 보거나 당뇨발을 치료하는 의료진은 수술적 처치가 가능한 외과, 성형외과, 정형외과 의사들과 긴밀히 협조하여 환자의 상황에 맞는 처치를 신속하게 시행해야 한다.

음압창상치료(negative pressure wound therapy)는 감염창상 치료에 매우 도움이 된다. 특히 음압 기능과 함께 용액의 점적이 가능한 instillation system이 있는 경우에는 일반적인 거즈 드레싱보다 더 효율적으로 창상을 관리할 수 있다. 그러나 음압창상치료도 수술적 처치를 대신할 수 없다. 괴사조직이나 가스괴저가 있

거나 고름이 고여있는 등의 경우에는 반드시 수술적 처치를 반복적으로 시행해야 한다.

수술적 처치를 하는 동안에 창상의 평가도 함께 이루어져야 한다. 중등도 이상의 감염의 경우에는 드레싱을 교환할 때마다 수술적 처치가 함께 진행되어야 하고 치료방법도 변경되어야 한다. Debridement를 시행할 때 한 번의 처치나 수술로 괴사된 조직을 완전히 제거하기 어려운 경우가 많다. 혈류가 있을 것 같던 조직도 며칠 후에 괴사가 진행되기도 하고 혈류가 명확하지 않았던 조직 위로 육아조직이 건강하게 차오르기도 한다. 감염이 동반된 당뇨발의 debridement를 시행할 때는 건강한 조직이나 보존할 수 있는 조직들을 최대한 보존하면서 감염이나 염증반응을 악화시킬 수 있는 괴사조직을 최대한 많이 제거하여 감염으로 인한 조직손상을 최소화하면서, 치료 종료 후 발의 길이를 최대한 남겨 보행장애를 최소화하는 것을 목표로 삼아야 할 것이다. 심한 감염일수록 여러 번의 수술적 처치가 필요할 수 있고 이는 의료진의 노력과 정성 없이는 불가능한 일이다. 그러나 안타깝게도 현재 많은 의료진의 시간과 노력 그리고 진료재료와 수술도구가 사용되는 debridement를 포함하는 수많은 당뇨발 치료의 보험수가가 적절하게 책정되지 않아 의료진이 열심히 치료할수록 병원에 적자가 발생하기도 한다. 하루 빨리 이러한 문제가 개선되어 의료진의 노력이 적절하게 인정받을 수 있게 되기를 바란다.

당뇨발 감염은 당뇨발 창상을 악화시키고 결국 하지절단에 이르게 하기도 한다. 고령의 환자나 혈류가 저하된 환자 등 증상과 징후가 명확하지 않는 경우도 많아 진단부터 주의를 기울여야 한다. 당뇨발 감염의 진단과 치료는 환자의 전신 상태 관리부터 항생제의 치료, 수술적 처치까지 여러 전문가의 참여와 노력이 필요하다.

References

1. Amin N, Doupis J. Diabetic foot disease: from the evaluation of the "foot at risk" to the novel diabetic ulcer treatment modalities. World J Diabetes 2016;7:153.

2. Baltzis D, Eleftheriadou I, Veves A. Pathogenesis and treatment of impaired wound healing in diabetes mellitus: new insights. Adv Ther 2014;31:817.

3. Dale AP, Saeed K. Novel negative pressure wound therapy with instillation and the management of diabetic foot infections. Curr Opin Infect Dis 2015;28:151.

4. Fisher TK, Scimeca CL, Armstrong DG, et al. A step-wise approach for surgical management of diabetic foot infections. J Vasc Surg 2010;52:72S.

5. Jude EB, Unsworth PF. Optimal treatment of infected diabetic foot ulcers Drugs Aging 2004;21:833.

6. Lipsky B, Silverman MH, Joseph WS. A proposed new classification of skin and soft tissue Infections modeled on the subset of diabetic foot infection. Open Forum Infect Dis 2016;4(1):ofw255.

7. Peters EJ, Lipsky BA. Diagnosis and management of infection in the diabetic foot. Med Clin N Am 2013;97(5):911.

8. Storm-Versloot MN, Vos CG, Ubbink DT, et al. Topical silver for preventing wound infection. Cochrane library 2010 Cochrane Collaboration. Published by John Wiley & Sons, Ltd.

9. Uckay I, Gariani K, Lipsky BA, et al. Diabetic foot infections: state-of-the-art. Diabetes Obes Metab 2014;16:305.

Pressure Injury

박경희

욕창은 뼈 돌출부위나 의료기기(medical device)가 맞닿는 부위 등 지속적인 압력(pressure)이나 전단력(shearing force)이 지속적으로 가해지는 부위에 발생한 피부 또는 하부조직의 국소적 손상으로, 기저질환 때문에 스스로 움직임에 제한이 있는 환자들에게 주로 발생한다.

욕창과 같이 개방된 창상은 항상 외부의 세균에 노출되어 오염된 상태이므로 감염으로 이환되기도 쉽다. 욕창은 발생하지 않도록 예방하는 것이 최선이지만, 환자의 상태 등에 따라 피할 수 없는 욕창이 발생하였을 때는 감염되지 않도록 하는 것이 중요하다. 또한 다른 만성창상에서와 마찬가지로 이미 감염이 발생한 경우에는 이를 조기에 인지하고 치료하는 것이 무엇보다 중요하다.

그러므로 이 장에서는 욕창의 개요와 감염의 현황은 물론 창상전문가가 실무에서 욕창감염을 진단하는 방법과 국내 및 국제 근거기반 욕창관리지침서에서 공통으로 제시하는 욕창 감염관리 방법을 소개하고자 한다.

1. 욕창의 개요

1) 욕창발생의 기전

욕창의 일차 원인은 뼈 돌출부위 등에 부과되는 물리적인 부하(압력)로, 표면에 수직으로 작용하는 압력 자체만으로는 조직에 치명적이지는 않은 수준의 미약한 손상만 가져올 수도 있다. 그러나 압력에 경사(pressure gradients)가 가해진 전단력이 작용하면 피부와 조직에 지속적인 변형을 가져오게 되어 결국 세포가 괴사된다.

2) 욕창발생의 위험요인

물리적인 부하가 동일하더라도 개인에 따라 욕창 발생은 차이를 보일 수 있는데, 욕창발생에 영향을 주는 요인은 다음과 같다.

- 감각인지
- 피부 습윤도
- 신체활동정도
- 영양상태
- 나이
- 체온
- 빈혈, 감염, 허혈, 저산소증, 저혈압 등 내적 인자

3) 욕창의 분류

욕창의 단계를 나누는 방법은 조직의 손상된 깊이에 따른 분류가 국제적으로 통용되고 있다. 대표적으로 사용되는 분류는 미국의 National Pressure Ulcer Advisory Panel (NPUAP)에서 제시한 것으로 2016년에 개정한 분류를 소개한다 (표 17-1). 욕창감염에 대한 분류는 따로 없으며, 일반적인 만성창상의 감염에 준하여 분류하고 있다.

표 17-1. 욕창의 분류

1 단계 욕창(Stage 1 PI)	표피는 온전하나 압박하였을 때 하얗게(창백하게) 되지 않는 홍반
2 단계 욕창(Stage 2 PI)	표피가 소실되고 진피의 일부가 손상
3 단계 욕창(Stage 3 PI)	표피, 진피와 피하조직까지 침범
4 단계 욕창(Stage 4 PI)	근막, 근육, 뼈와 인대까지 침범
미분류(단계측정불가) 욕창 (unstable PI)	전층 피부손상이나 창상기저부가 slough 또는 건조가피(eschar)로 덮혀 있어 손상된 조직의 깊이가 불명확
심부조직 욕창 (deep tissue PI)	보라색 또는 갈색으로 변색된 국소부위 또는 혈액이 찬 수포가 존재

*PI=pressure injury

2. 욕창감염의 현황

욕창감염의 유병률을 살펴본 한 연구에서 척추손상 101명 중 일생에 적어도 한 번 이상 욕창감염을 경험한 사람이 85% 이상이었고, 이들 욕창감염 환자 중 70%는 두 개 이상의 욕창을 가지고 있었다. 16명의 욕창환자를 2,184일 관찰한 연구에서 욕창감염 발생은 1.4건/1,000일이었다. 684명의 급성기 노인환자를 대상으로 한 또 다른 연구에서는 이 중 15.5%가 욕창 환자였으며, 그들 중 66%는 12주 내에 사망하였는데 이를 통해 사망을 예측할 수 있는 인자는 욕창감염, 중성구증가증(neutrophilia), 입원 경험이라고 하였다. 또 다른 연구에서 세균혈증(bacteremia)으로 인한 사망률은 50%이라고 보고하였다.

욕창의 감염 원인균은 주로 장내세균, 피부상재균으로 *Enterobacter* species 29% (*Proteus* species, *Escherichia coli* 등), *Staphylococci* 28% (MR *Staphylococcus aureus* 13% 등), *Streptococci* and *enterococci* 26% (*Enterococcus faecalis* 16% 등), 기타 그람음성 간균 10% (*Pseudomonas aeruginosa* 등)이다. 특히 욕창은 59%에서 MRSA 집락화(colonization)가 되어 있으며, 욕창의 세균을 배양한 11개의 논문을 검토한 결과, 50종의 세균이 확인되었고 50% 이상이 혐기성 세균이었다. 욕창환자의 세균혈증과 패혈증에 기여하는 위험요인 확인과 사망률 예측 연구

에서 세균이 배양된 대상자 76.5%(111.145) 중 *Staphylococcus aureus*는 20.7%, Gram negative bacilli 32.5%, 두 가지 모두가 배양되는 것은 46.8%를 차지하였다. 또한 다제내성균(multidrug-resistant organisms, MDRO)인 경우가 64.8%로 대부분의 욕창에서 감염이나 균의 집락화가 나타났다. 그리고 전체 대상자의 50.5%(56/111)를 차지했더 세균혈증 환자 중 53.6%(30/56)는 욕창이 세균혈증의 원인으로 간주되었다. 대상자 사망률과 관련된 독립적 위험요인으로는 감염된 욕창(p < .001), 중환자실에서의 치료 기왕력(p < .03), 기계적 환기(mechanical ventilation)(p < .05), 이전 항생제 사용(p < .04) 등이었다. 따라서 욕창은 다제내성균의 주요 저장소라 할 수 있으므로 욕창환자는 세균혈증에 빠지거나 사망할 위험성이 매우 높은 군이라고 할 수 있다.

3. 욕창감염의 진단

욕창감염은 대부분 전형적인 징후를 보이지 않고 1/3에서만 감염의 징후 및 증상이 나타나기 때문에 감염을 진단하기가 쉽지 않다. 욕창으로 인한 골수염도 욕창환자 중 최대 32%에서 발생하지만, 골수염을 판단하기 위한 임상검사의 민감도는 33%, 특이도는 60%로 욕창과 관련된 골수염도 임상적으로 진단하기가 쉽지 않다. 고열, 백혈구증가증(leukocytosis), 패혈증 등의 골수염 징후 유무와 상관없이 치유가 잘 안 되는 창상으로 감염을 의심할 수 있다. 특히 욕창 호발부위 중에서도 천골이나 미골, 좌골 그리고 대퇴 대전자부위의 욕창은 대소변에 쉽게 오염되어 감염 위험성이 높으므로, 주로 감염이 발생하는 3단계 이상 욕창에서 주의하여 진단해야 한다.

욕창의 감염을 진단하는 다양한 방법 중 임상에서 용이하게 사용할 수 있는 방법으로 국소감염 정도, 창상기저부, 창상주위피부 등 세 부분으로 나누어 살펴보고자 한다(표 17-3).

1) 국소감염(local infection) 평가

숙주가 반응을 일으킬 정도로 창상 깊은 곳에서 세균 등 미생물이 급속도로 증식하는 단계를 국소감염이라고 한다. 국소감염은 일반적으로 표재성감염에서 관찰할 수 있고, 악화되는 경우 spreading infection이나 전신감염(systemic infection)으로 진행될 수 있다. 많은 경우 국소감염 상태임을 나타내는 유일한 징후는 창상치유의 지연이다. 보통 최적의 치료를 함에도 불구하고 3주 이상 창상의 상태가 호전을 보이지 않으면 중증 정도의 세균이 집락화를 형성하고 있는 국소감염을 의심할 수 있다. 이때는 염증증상이 지속되고, 통증이 증가하고 육아조직의 양이나 질이 저하되며, 악취가 나지는 않지만 삼출물이 증가하는 등의 증상이 나타난다. 국소감염된 창상에 항균제를 사용하면 창상이 급격하게 치유된다. 정기적으로 창상 크기를 측정하거나 도구를 이용하여 창상치유가 정상적으로 진행되는지를 평가하면 치유가 지연되는 것을 객관적으로 판단할 수 있어, 지연의 원인을 찾는 데 도움이 된다.

2) 창상기저부 평가

(1) 세균배양을 한다.

감염이 발생하면 세균이 일으키는 염증에 의해 창상에 다양한 소견이 나타난다. 염증은 일반적인 창상치유 과정에서도 필수적으로 발생하므로, 발생한 염증소견이 창상치유를 저해하는가를 확인하기 위해 일반적인 염증과 감염에 의한 염증을 구분하는 것이 중요하다.

창상감염의 원인은 대부분 세균이므로 세균배양을 하여 감염 원인균의 종류와 양을 조사하는 것이 필요하다. 특히 욕창은 허혈성 조직이므로 감염발생에 더욱 민감하다.

세균의 배양은 창상 기왕력을 검토하고 신체검사 소견상 감염의 증상 및 징후가 있거나 기타 감염이 의심되는 경우에 실시한다. 욕창감염의 원인균은 *Proteus mirabilis*, *Escherichia coli*, *Staphylococcus aureus*, *Pseudomonas aeruginosa* 등 장내 또는 피부의 상재균이 많지만, 창상표면에서 발생하는 균 집락화는 많은 경우 심부조직의 감염을 반영하지 못하기 때문에 창상표면의 균은 이와 동일하지 않다.

세균배양법은 면봉을 사용하는 면봉도말배양검사(swab culture)와 조직 절편을 사용하는 조직생검(biopsy)이 있다. 창상표면 면봉도말배양검사는 96~98%로 감염 양성반응을 보이고 심부조직생검의 균배양검사는 63%의 감염 양성반응을 나타낸다. 두 검사의 결과 일치율은 74.5% 정도이다. 최근까지도 조직생검 방법이 세균부담을 확인할 수 있는 가장 좋은 방법으로 인정되고 있다. 그러나 조직 절편을 이용한 생검의 경우 세균수가 조직 1 g당 10^5개 이상일 때 감염이라는 진단을 내릴 수 있으며, 침습적이고 시간과 비용이 들며 세균혈증의 위험이 있어 임상에서 흔히 시행할 수 없기 때문에 면봉도말배양검사가 조직생검배양검사를 수용할 수 있는 대안으로 흔히 시행되고 있다.

면봉도말배양검사는 생리식염수로 창상기저부를 가볍게 씻은 후 멸균된 면봉을 사용하여 살짝 누르고 굴리면서 긁어 채취한 다음 정성적(qualitative)으로 배양하는 방법이다. 정량적(quantitative)으로 배양할 수 있는 Levine 기법은 면봉으로 채취하는 면적(1 cm² 조직)을 일정하게 하여 5초 가량 압박하고(그림 17-1 A), 회전하거나 긁는(그림 17-1 B) 횟수 등을 동일하게 하는 방법으로 어느 정도 정량적으로 배양할 수 있다. 이때 창상기저부에 연고 또는 드레싱제 잔여물 등이 묻어 있으면 검사할 수 없으므로 생리식염수로 잘 씻어낸 후 검사한다. 그러나 면봉법은 감염과 개인별 창상기저부의 세균오염 정도가 결과에 영향을 미치는 경우가 많아 욕창과 같은 개방성 만성창상에서는 유용한 정보를 주지 못할 때도 있다. 한편으로는 조금이라도 배양되면 감염으로 간주하는 β-hemolytic *Streptococcus*, Methicillin-resistant *Staphylococcus aureus* (MRSA), Extended spectrum β-lactamase (ESBLs), Vancomycin-resistant *Enterococci* (VRE), Multidrug-resistant *Pseudomonas aeruginosa* (MRPA) 등에 의한 병원감염을 파악하여 감염을 예방하는 데 필요한 정보를 얻을 수도 있다. 이처럼 면봉도말배양검사와 조직생검법에는 여러가지 문제가 있으며, 현재까지 욕창감염을 진단하기 위한 확실한 세균학적 진단법은 없다.

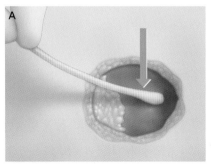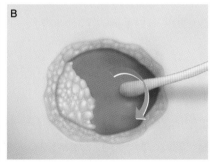

그림 17-1 Levine 기법
출처: 박경희(2019). 그림으로 보는 상처관리(2판). 군자출판사.

(2) 연조직염(cellulitis)을 확인한다.

연조직염은 피하조직 등의 결합조직에 발생하여 확산하면서 진행하는 급성화농성 염증이다(그림 17-2). 체온의 상승과 함께 종종 오한이나 고열이 동반된다. 연조직염이 관찰되면 감염으로 판단할 수 있다. 창상주위의 조직으로 급격하게 확산하는 경향이 강하며, 악화되면 합병증으로 패혈증을 일으키기도 한다.

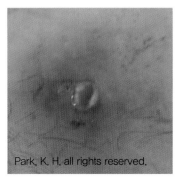

그림 17-2 연조직염
출처: 박경희(2019). 그림으로 보는 상처관리(2판). 군자출판사.

(3) 고름(pus)이 있는지 확인한다.

고름이란 중성구(neutrophil)를 주체로 하는 백혈구의 침윤(infiltration)과 염증조직의 용해, 세균으로 구성되는 점성이 있는 삼출물로 고름이 창상에서 관찰되면 감염되었다고 판단할 수 있다.

(4) 창상의 괴사조직의 양이 증가하는지 확인한다.

괴사조직은 면역세포가 활동할 수 없지만 세균이 성장할 수 있는 영양분은 존재하기 때문에 세균의 온상이 된다. 따라서 괴사조직이 있는 동안에는 항상 감염위험이 크다는 점을 감안해야 한다. 보통 치유과정에서 괴사조직은 융해되어 양이 줄어드는데, 양이 증가하는 경우에는 감염을 의심해야 한다. 그러므로 창상면적을 측정하면서 괴사조직의 면적도 측정해두면 변화를 객관적으로 파악할 수 있다.

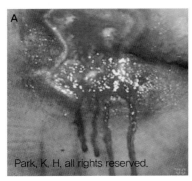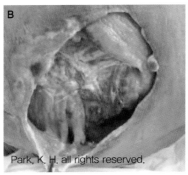

그림 17-3   감염된 육아조직
출처: 박경희(2019). 그림으로 보는 상처관리(2판). 군자출판사.

(5) 육아조직이 연약하고 쉽게 출혈이 일어나는지 확인한다.

창상부위의 감염상태를 평가할 때 육아조직을 관찰하는 것이 중요하다. 치유가 되고 있는 청결한 창상은 단단하고 붉고 촉촉한 양상의 건강한 육아조직을 보이지만, 감염이 발생한 육아조직은 연약하고(friable granulation) 출혈이 일어나기 쉽다(그림 17-3 A). 이러한 징후는 민감도 0.81, 특이도 0.64로, 감염된 욕창 80% 이상에서 발견된다. 다만 압력 또는 전단력에 의해 발생하는 허혈상태도 육아조직을 물러지게 하여 불량한 육아조직처럼 보일 수 있으므로 우선 외부의 압력이 적절하게 제거되었는지 평가한 다음에 육아조직의 상태를 판단할 필요가 있다. 또한 창상기저부의 육아조직이 불규칙하고, 외부에서 내부로 거꾸로 성장하여 세균의 은신처가 되는 포켓(그림 17-3 B)을 형성하면 만성욕창의 국소감염을 의심할 수 있다(표 17-5 권고안 7 참조).

(6) 삼출물의 색, 점도와 냄새 등을 확인한다.

삼출물(exudate)은 모세혈관에서 누수되는 액체로 수분, 전해질, 영양소, 염증성 매개체, 백혈구, 단백분해효소(protease), 성장인자, 노폐물 등 다양한 성분으로 구성되어 있다. 삼출물 자체는 보통의 창상치유 과정에서 반드시 생산되며, 창상 치유를 촉진하기 위해 필수적인 물질이다. 그러나 감염이 되면 삼출물에 다양한 변화가 일어나므로 삼출물은 감염의 좋은 지표가 된다(표 17-2). 따라서 삼출물의 색, 점도, 냄새 등 감염의 지표들을 잘 관찰해야 하며, 앞서 언급한 것과 같이 삼출물에서 고름이 나오거나 삼출물의 점도가 높고 냄새가 심한 경우 감염을 의심할 수 있다.

표 17-2. 정상 삼출물과 감염성 삼출물의 특성

관찰	정상	감염 징후
색	투명, 호박색	짙은 황색, 황록색, 청록색
점도	낮음, 줄줄 흐름	높음
냄새	무취	• 대부분 악취 • *Pseudomonas aeruginosa* 감염 : 다소 달고 생선이 썩었을 때의 냄새 (유기물이 분해되었을 때 생기는 trimethylamine에서 유래) • *Proteus* 감염: 암모니아 냄새

(7) Biofilm을 의심한다.

Biofilm은 창상 표면에 붙어 있는 미생물의 집합으로 만성염증을 일으키며, 만성 창상 60% 이상에서 확인된다. 진단은 광학/표면형광/전자 현미경, 조직생검 등으로 확인할 수 있다.

특히 4주 이상 경과된 창상, 3주 동안 치유 징후가 없거나 염증증상이 지속되는 욕창, 그리고 항생제치료에 반응하지 않는 욕창은 biofilm을 의심할 수 있으며, 이 경우에는 항균제, 소독제, 내인성 항체, 식균세포에 대한 저항성이 증가한다. 국소감염된 욕창은 biofilm이 존재하는 창상으로 본다.

치료는 biofilm이 있는 만성염증 단계를 치유복구 단계로 전환하기 위해

debridement를 시행하는 것이 최선이지만 근거를 위해 더 많은 연구가 필요하다. Debridement 후 biofilm은 24~96시간 내에 항생제 내성이 발현되거나 72시간 이후에 성숙되므로 debridement 후 24~48시간 내에 국소항생제를 적용하면 효과를 기대할 수 있다.

3) 창상주위피부 평가

(1) 창상주위피부의 염증 징후를 관찰한다.

창상주위피부 홍반의 확대나 부종, 열감, 통증 등이 염증 증상으로 흔히 관찰된다. 염증 시에는 충혈이 일어나므로 창상주위피부에 홍반이 일어나며, 특히 감염 시에는 홍반부위가 확대된다. 또한 창상주위피부를 주변의 건강한 피부나 반대쪽 피부와 비교하여 만졌을 때 온도가 높고 강도가 단단하다. 열감은 비접촉성 피부온도계를 이용하여 객관적으로 평가할 수 있지만 현재 국내에서는 흔히 사용하지 못하고 있다. 통증은 대상자에게 통증 유무를 확인해야 하나 욕창 환자 중 상당수가 통증 표현에 어려움이 있으므로 창상주위를 가볍게 압박하였을 때 대상자에게 일어나는 변화(구부리는 동작 혹은 얼굴을 찡그리는 등)를 통해 통증 정도를 파악할 수 있다. 통증은 어디까지 염증이 확대되었는지를 확인하는 기준으로써 중요하지만 대상자에게 고통을 주기 때문에 환자를 배려하여 확인할 필요가 있다. 또한 통증은 강도 외에 특성 변화에도 주목해야 한다. 이러한 부종, 열감, 통증, 그리고 악취 증상은 욕창감염을 평가하는 데 특이도 0.80을 나타낸다. 창상주위피부의 홍반 확대와 통증의 특성 변화 등의 징후는 특히 시간의 경과에 따라 관찰하는 것이 중요하다.

(2) 창상주위피부를 촉진한다.

창상주위를 가볍게 압박하였을 때 마찰음(비빔소리; crepitation)이 나는 것은 피하조직에 가스가 고여있거나 중등도의 부종이 있음을 시사한다. 마찰음이 들리면 감염을 의심하여 신속하게 대처해야 한다.

4. 욕창감염 관리

감염은 욕창이 악화되는 요인으로, 감염에 의해 염증상태가 지속되면서 치유가 되지 않는 난치성 욕창으로 진행되고, 심한 경우 환자가 사망에 이르게 된다. 그러므로 욕창치유를 위해 감염이 가장 우선적으로 조절되어야 한다(표 17-3).

1) 괴사조직 제거 및 창상의 세정

(1) 괴사조직을 철저히 제거한다.

괴사조직은 괴사되지 않은 조직보다 혐기성 및 산소성 세균을 모두 다량 함유하고 있어 세균증식의 온상이 되며, 만성창상은 국소감염이 흔하다. 괴사조직은 interleukin-1, TNF (tumor necrosis factor)와 같은 염증전구물질(proinflammatory cytokines)에 의해 증가된다. 이러한 환경은 콜라겐분해효소(MMPs)를 배출하고 성장인자 생산과 섬유모세포 활성을 저하시키므로 괴사조직을 제거해야 한다.

감염된 욕창의 debridement는 출혈이 일어나지 않을 정도로 시행하는 것이 안전하고, 단백분해효소(protease)의 작용을 통해 괴사조직이 부드러워지면 꾸준히 조금씩 진행한다. 특히 검정색 괴사조직이 창상주위피부와 경계가 구분된(demarcation) 후 시행하는 것이 안전하다.

(2) 창상기저부와 창상주위피부를 세정한다.

회음부와 항문 주위의 욕창은 대소변에 쉽게 노출되어 감염으로 진행될 수 있으므로 욕창주위피부를 철저히 세정하고 특히 동로(sinus tract, tunneling)나 잠식(undermining)이 있는 부위는 세척액이 고이지 않도록 주의한다.

2) 항균제 사용

(1) 외용소독제 및 국소항균제를 사용한다.

광범위 제균 효과가 있고 내성이 있는 소독제가 in vitro 환경에서는 독성이 있지만 in vivo 환경에서는 세포독성에 비해 감염억제 효과가 있다는 연구결과가 나오고 있으나 여전히 논의 중이다. 세포독성은 소독제의 농도에 의존적인 것으로 일부 소독제는 저농도 상태에서는 세포독성이 없으며, 소독제를 사용 후 세정한다면 사용해도 무방하다는 견해에 무게가 실리고 있다. Povidone iodine의 in vivo 연구의 메타분석에서도 사용 초기에는 창상치유를 지연시킬 수 있지만, 모든 경과를 살펴보면 치유를 방해하지 않는다고 하였다. 최근에 미국의 Wound Healing Society와 Japanese Pressure Ulcer Advisory Panel에서도 povidone iodine의 사용을 허용하는 경향이 있어 증상에 따라 고려하여 사용하도록 권장하고 있다. 그러므로 감염된 욕창에 사용할 때는 고농도 소독제가 체류하지 않도록 소독제를 사용한 후 세척하고, 치유 시 사용을 중단하도록 한다.

국소항균제는 2~4주의 표준치료로 치유가 되지 않는 경우 2주 정도 항균제 국소치료를 권장한다.

(2) 전신항균제를 투여한다.

고열 등의 전신감염 증상, 세균혈증, 패혈증, 연조직염, 골수염이 있을 때는 항균제의 전신투여를 고려한다. 배양결과에 따라 항균제를 사용해야 하나, 면봉도말배양검사가 창상기저부 표면의 세균오염을 반영하므로 임상적으로 유용하지 않다는 의견이 다수이다. 의료기관의 욕창은 대부분 내성균을 갖고 있으므로 내성균을 파악하여 적합한 항균제를 선택하는 것이 중요하다.

표 17-3. 욕창감염의 관리

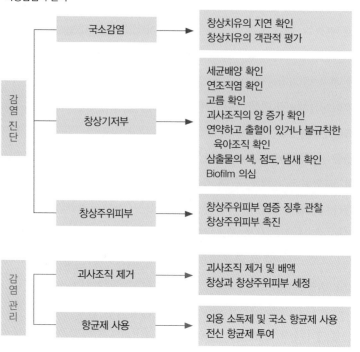

5. 근거기반 욕창지침서의 욕창 감염관리 권고안

국제 욕창지침서는 미국의 NPUAP, EPUAP & PPPIA (National Pressure Ulcer Advisory Panel, European Pressure Ulcer Advisory Panel, and Pan Pacific Pressure Injury Alliance)에서 개발한 「Prevention and treatment of pressure ulcers: clinical practice guideline (2014)」와 미국의 WOCN (Wound, Ostomy, and Continence Nurses Society의 「Guideline for prevention and management of pressure ulcers (2016)」, 캐나다의 RNAO (Registered Nurses Association of Ontario)의 「Assessment and management of pressure injuries for the interprofessional team (2016)」을 참고하여, 2018년 병원간호사회에서 발간한 「근거기반 욕창간호 실무지침」 권고안 중 욕창 감염관리에 관련된 내용을 중심으로

소개하고자 한다(표 17-5). 각 지침서에서 제시하는 근거수준 및 권고등급은 표 17-4
를 참조한다.

표 17-4. 권고안의 근거수준과 권고등급

근거수준	정의
I	1개 이상의 무작위대조연구(RCT)에 의한 근거
II	1개 이상의 잘 설계된 비무작위대조연구, 코호트연구, 환자-대조군연구(다기관 연구 선호), 다수의 시계열연구, 특징적 결과를 보이는 비대조연구
III	전문가 의견, 임상적 경험, 기술연구, 전문서적
권고등급	
A	사용을 권장 또는 반대하도록 지지할 좋은 근거가 있음
B	사용을 권장 또는 반대하도록 지지할 보통 수준의 근거가 있음
C	사용을 권장 또는 반대하도록 지지할 근거가 미약함

출처: 병원간호사회(2018). 욕창간호 실무지침 개정.

표 17-5. 근거기반 욕창 감염관리 권고안

	권고안	근거 수준	권고 등급
감염예방			
1	상처*감염을 예방하기 위해 대상자를 최적의 신체상태로 유지한다.	III	C
2	상처부위가 오염되지 않도록 한다.	III	C
3	상처관리 시 적절한 청결술, 무균술, 표준주의지침을 준수한다.	III	C
감염사정			
4	드레싱 교환 시 대상자의 감염 가능성, 상처의 감염 가능성, 상처의 국소 감염증상을 확인하고, 감염이 의심되면 의사와 상의한다.	III	C
5	국소 상처감염 가능성을 사정하기 위해 다음 사항을 고려한다. • 당뇨 • 단백질, 열량 부족 • 저산소증 또는 불충분한 조직관류 • 자가면역 질환, 면역억제 상태	III	C

*권고안에서 창상을 상처로 기술하였기에 그대로 표기함.   〈계속〉

	권고안	근거 수준	권고 등급
6	욕창감염 가능성을 사정하기 위해 다음 사항을 고려한다. • 괴사조직 또는 이물질 유무 • 장기간의 욕창 • 크기가 크거나 깊은 욕창 • 반복적으로 오염될 가능성이 있는 욕창(예: 항문 주변)	III	C
7	다음에 해당될 경우에 욕창의 국소 감염을 의심한다. • 쉽게 부서지는 육아조직 • 악취 • 상처의 통증 증가, 상처주위 조직의 열감 증가 • 상처 삼출물 증가와 특성의 악화 (예: 혈액성 삼출물, 화농성 삼출물의 갑작스러운 배액) • 상처기저부 괴사조직 증가 • 상처기저부에 포켓 또는 브릿지 형성	III	C
8	욕창 부위에 다음과 같은 국소적 및 또는 전신적 징후가 있다면 급성감염의 확산을 고려한다. • 상처가장자리부터 확장하는 홍반 • 경결 • 새로운 또는 증가하는 통증 또는 열감 • 화농성 배농 • 상처의 크기 증가 • 상처주위 피부의 마찰음, 액체 파동, 또는 변색 • 열, 불편감, 및 림프절 확장 • 혼돈/섬망(특히, 노인)과 식욕부진	III	C
9	다음의 경우에 욕창 내 biofilm을 의심한다. • 4주 이상 경과된 상처 • 2주 동안 치유 징후 없음 • 염증 증상 • 항생제 치료에 반응하지 않음	III	C
10	Biofilm을 확인하기 위해 조직생검과 진단적 검사를 의뢰한다.	III	C
11	조직생검이나 면봉도말배양검사를 통해 욕창의 bacterial bioburden 을 확인한다.	II	B
12	배양한 세균수가 10^5 CFU/g 이상인 경우와 β-hemolytic Streptococcus이 있는 경우 감염이라고 진단할 수 있다.	II	B

〈계속〉

권고안	근거 수준	권고 등급
감염관리		
13 감염에 대한 대상자의 반응을 최적화하기 위해 다음 사항을 고려한다. • 영양상태 평가 및 결핍 교정 • 혈당 조절 • 혈류 개선 • 가능한 경우, 면역억제제 치료 감소	III	C
14 상처를 세척하고 괴사조직을 제거하여 욕창의 bacterial loading와 biofilm을 감소시킨다.	III	C
15 국소농양은 배액한다.	III	C
16 다음의 경우에 국소소독제 사용을 고려한다. 1) 세균부담을 조절하기 위한 목적으로 일시적으로 사용할 경우	III	C
2) 치유가 지연된 상처의 biofilm 잠재 가능성을 제거하기 위해 괴사조직제거술과 함께 사용할 경우	III	C
3) 잘 낫지 않거나 국소적으로 감염된 욕창의 경우	III	C
17 국소항생제 사용으로 인한 이득이 항생제의 부작용과 내성 위험성보다 크지 않으면, 감염된 욕창에 국소항생제 사용을 제한한다.	III	C
18 상처에 국소항균제는 제한적으로 적용하지만, 다음의 경우에는 국소항균제를 사용한다. • 괴사조직 제거와 세정 후에도 조직 내 세균의 농도가 $\geq 10^5$ CFU/g인 경우 • β−hemolytic *Streptococcus*가 존재하는 경우 등	II	B
19 다음의 대상자는 전신항생제 사용을 고려한다. • 혈액배양 결과가 양성인 경우 • 연조직염 • 근막염 • 골수염 • 전신염증반응증후군(systemic inflammatory response syndrome) • 패혈증	III	C
20 뼈가 노출되거나 거칠거나 부드럽게 느껴질 경우, 이전의 욕창치료에 실패한 경우에 골수염을 평가한다.	III	C
21 상처가 연조직염으로 진행되거나 패혈증의 원인으로 의심된다면, 항생제 처방 및 신속한 배농과 debridement를 고려한다.	III	C

References

1. 박경희, 김정윤, 박옥경 외. 욕창간호 실무지침 개정. 서울: 병원간호사회. p. 135-144, 2018.

2. 박경희. 그림으로 보는 상처관리. 2판. 파주: 군자출판사. 2019.

3. Braga IA, Ribas RM, Gontijo Filho PP, et al. Bacterial colonization of pressure ulcers: assessment of risk for bloodstream infection and impact on patient outcomes. J Hosp Infect 2013;83:314-20.

4. Centers for Disease Control and Prevention. Active bacterial core surveillance report, emerging infections program network, methicillin resistant Staphylococcus aureus. 2014. http://www. cdc. gov/abcs/reports-findings/survreports/mrsa14. html

5. Eberlein T, Assadian O. Clinical use of polihexanide on acute and chronic wounds for antisepsis and decontamination. Skin Pharmacol Physiol 2010;23 Suppl:45-51.

6. Edsberg LE, Black JM, Goldberg M, et al. Revised National Pressure Ulcer Advisory Panel pressure injury staging system: revised pressure injury staging system. J Wound Ostomy Continence Nurs 2016;43:585.

7. Heym B, Rimareix F, Lortat-Jacob A, et al. Bacteriological investigation of infected pressure ulcers in spinal cord-injured patients and impact on antibiotic therapy. Spinal Cord 2004;42:230.203-4.

8. Jugun K, Richard JC, Lipsky BA, et al. Factors associated with treatment failure of infected pressure sores. Ann Surg 2016;264:399-403.

9. Khor HM, Tan J, Saedon NI, et al. Determinants of mortality among older adults with pressure ulcers. Arch Gerontol Geriatr 2014;59:536-41.

10. National Pressure Ulcer Advisory Panel, European Pressure Ulcer Advisory Panel, Pan Pacific Pressure Injury Alliance (NPUAP, EPUAP & PPPIA). Prevention and treatment of pressure ulcers: clinical practice guideline. Cambridge Media:Osborne

Park, Western Australia: NPUAP, EPUAP & PPPIA. 2014.

11. Park KH. A retrospective study using the pressure ulcer scale for healing (PUSH) tool to examine factors affecting stage II pressure ulcer healing in a Korean acute care hospital. Ostomy Wound Manage 2014;60:40-51.

12. Park KH, Kim KS. Effect of a structured skin care regimen on patients with fecal incontinence: a comparison cohort study. J Wound Ostomy Continence Nurs 2014;41:161-7.

13. Registered Nurses' Association of Ontario (RNAO). Assessment and management of pressure injuries for interprofessional team. Toronto, Canada: RNAO. 2016.

14. Sanada H, Nakagami G, Romanelli M. Identifying criteria for pressure ulcer infection Clinical identification of wound infection. In: Cutting K, Gilchrist B, Gottrup F, eds. Identifying criteria for wound infection. European Wound Management Association (EWMA) Position Document. London: MEP Ltd. 2005.

15. Sanada H, Sugama J. Nursing management of pressure ulcers. 2007. 180-9.

16. Wolcott RD, Rumbaugh KP, James G, et al. Biofilm maturity studies indicate sharp debridement opens a time-dependent therapeutic window. J Wound Care 2010;19:320-8.

17. Livesley NJ, Chow AW. Infected pressure ulcers in elderly individuals. Clin Infect Dis 2002;35:1390-6.

18. Yoshiki Miyachi, Yuko Mizokami. Care total guide. 2015.

19. Wound Ostomy and Continence Nurses Society (WOCN). Guideline for prevention and management of pressure ulcers (Injuries). Mt. Laurel, NJ: WOCN. 2016.